便秘轻松解

——运动内脏自然排便法

张远声　张　冬　张　涛　张庆尧　张钰儿 / 著

中国中医药出版社
·北　京·

图书在版编目（CIP）数据

便秘轻松解：运动内脏自然排便法 / 张远声等著 . —北京：中国中医药出版社，2018.10

ISBN 978－7－5132－5132－7

Ⅰ . ①便…　Ⅱ . ①张…　Ⅲ . ①便秘－防治　Ⅳ . ① R574.62

中国版本图书馆 CIP 数据核字（2018）第 167416 号

中国中医药出版社出版

北京市朝阳区北三环东路 28 号易亨大厦 16 层

邮政编码　100013

传真　010－64405750

河北省武强县画业有限责任公司印刷

各地新华书店经销

开本 710×1000　1/16　印张 11.25　字数 164 千字

2018 年 10 月第 1 版　　2018 年 10 月第 1 次印刷

书号　ISBN 978－7－5132－5132－7

定价　68.00 元

网址　www.cptcm.com

社 长 热 线　010－64405720

购 书 热 线　010－89535836

维 权 打 假　010－64405753

微信服务号　zgzyycbs

微商城网址　https://kdt.im/LIdUGr

官 方 微 博　http://e.weibo.com/cptcm

天猫旗舰店网址　https://zgzyycbs.tmall.com

如有印装质量问题请与本社出版部联系（010－64405510）

前 言

“治病必求于本”——要想摆脱便秘，也需对因施治。研究发现，引发便秘的原因有二：一是人体先天便存在着“肛门别劲”的生理构造；二是用力挤压排便对于肠管造成的破坏作用。

人类直立行走，使人们的直肠随着躯体直立起来，而固定在臀部的肛管却并没有跟着直立起来，让直肠与肛管之间，形成一种“别劲”的状态，阻碍着干硬粪便的排出，也促使了挤压式排便方法沿用至今。而挤压排便时的强大压力，会驱使干硬粪便不断冲击直肠壶腹，使直肠底部逐渐膨大、下挫、前突、变形，导致“肛门别劲”的状态不断加剧，让排便变得越来越困难，甚至时而塞便。如果人们此时选择加大挤压力度，让干硬的粪便强行冲出“别着劲”的肛门，就很容易创伤肛部组织，从而罹患各种各样的肛肠疾病。

肛门别劲与挤压式排便，分别属于生理结构方面和生活习惯方面的问题，让临床医疗难以完全介入。但人们要想摆脱便秘的话，可以在日常生活中选用有效的自医方法。而本书介绍给大家的“自然排便法”，便是一种自然、安全、有效的自医便秘方法。

人无自医不长寿——罈装内脏与自医理念

自然排便法，是引导粪便自然排出的方法。之所以称其“自然”，是因为该方法所采用的排便动作会牵动肠管向上提升，将阻碍排便的“别劲”部位舒展开来，使之形成直排通道，催促粪便自然排出。既化解了“肛门别劲”，又避免用力挤压，从根本上消除了引发便秘的因素。

便秘最为可怕之处就是塞便，人们千方百计防范的，也是塞便。只要大家采用“操作排便”的方法，将塞便顺畅排出，就等于降伏了便秘，让塞便从此不再威胁人类，堪称是便秘与肛肠疾病的克星。“自然排便法”中套含的各种排便方法，多达数十种，大家只要掌握其中的三五种，就能够享用一生了。而且，自然排便法中所采用的相关动作，还有益于促进人们的内脏健康，让我们不用看医生、不用吃药、不用检查、不用花钱，轻轻松松摆脱便秘。这些动作中比较特殊的动作为“串法”，全书中的“串法”及作动词使用的“串”，需与“窜法”及作动词使用的“窜”区别。二者皆为编者自创动作，所表示的含义与一般的窜与串不同，并非错误用法。请大家在阅读时注意，详解见于 79 页“三个基本快动作方法”部分内容。

书中介绍的“5 分钟排便法”，是将排便与寻求便意动作结合成一个“动作组合”的快捷排便方式。一边排便、一边寻便，有望缩短便程，让大多数人在 5 分钟之内完成排便，使人们的排便过程更加顺畅、爽快、轻松。

据相关文献统计，我国肛肠病的总发病率约为 59%，其中，以痔、肛裂、脱肛等病居多。书中对如何调养与预防此类肛肠疾病，也列出了一些方法。

《便秘轻松解——运动内脏自然排便法》一书力争简短明了，通俗易懂，书中多个与内容相关的视频免费观看（手机微信扫描二维码），所述方法无论男、女、老、少都可使用。方法简单，一看就会，安全、有效、省时、省钱，操作起来也较为方便。我的另一本书《养好五脏不生病——内脏运动保健法》，与本书同属一个系列，旨在倡导自医自救，敬请关注。

书中如有阐述不当、讲解不清或疏漏之处，真诚希望广大读者和医界同仁多提宝贵意见和建议，以便进一步完善。

张远声

2018 年 3 月

使用说明

1. 图中箭头

书中有许多动作示意图，配有不同颜色的箭头，展示动作从哪里开始，经过哪里，运动到哪里。做动作时，可以直接驱动心口窝，按照箭头标注的动作位置、方向来进行动作，以便了解与掌握相关动作的细节。

动作示意图主要标识方法如下：

进行动作的部位与方向，用红色大箭头 ⟶ 表示。

胸廓的动作方向，用紫色箭头 → 表示。

肩部的动作方向，用紫灰色箭头 → 表示。

腰椎的动作方向，用绿色箭头 → 表示。

腹肌的动作方向，用黄色箭头 → 表示。

髋部的动作方向，用蓝色箭头 → 表示。

2. 文章配图

许多动作的方法和技巧，在有图片说明的情况下更易于理解。但书中很多动作会重复出现，为避免出现图片过多反而显得杂乱的情况，在同一节或同一章中，同一个动作的图片可能会只出现一次。下文中同一动作再次出现的时候，我们会在括弧中标明图片编号或该图片所在页码，大家可以按照编号搜索。

图号以章、节、号为序，如“图 2-1-2 心口窝位置示意图”，第一个“2”表示第二章，“1”表示第一节，第二个“2”表示本节第二张图片。

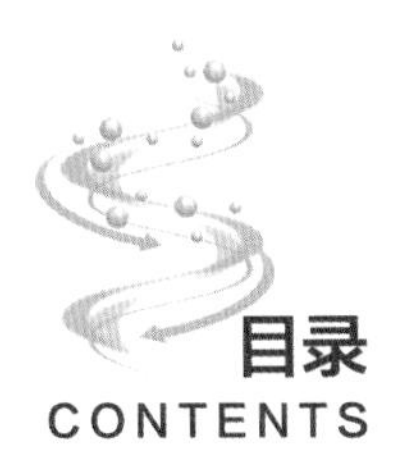

目录
CONTENTS

第一章 如何摆脱便秘

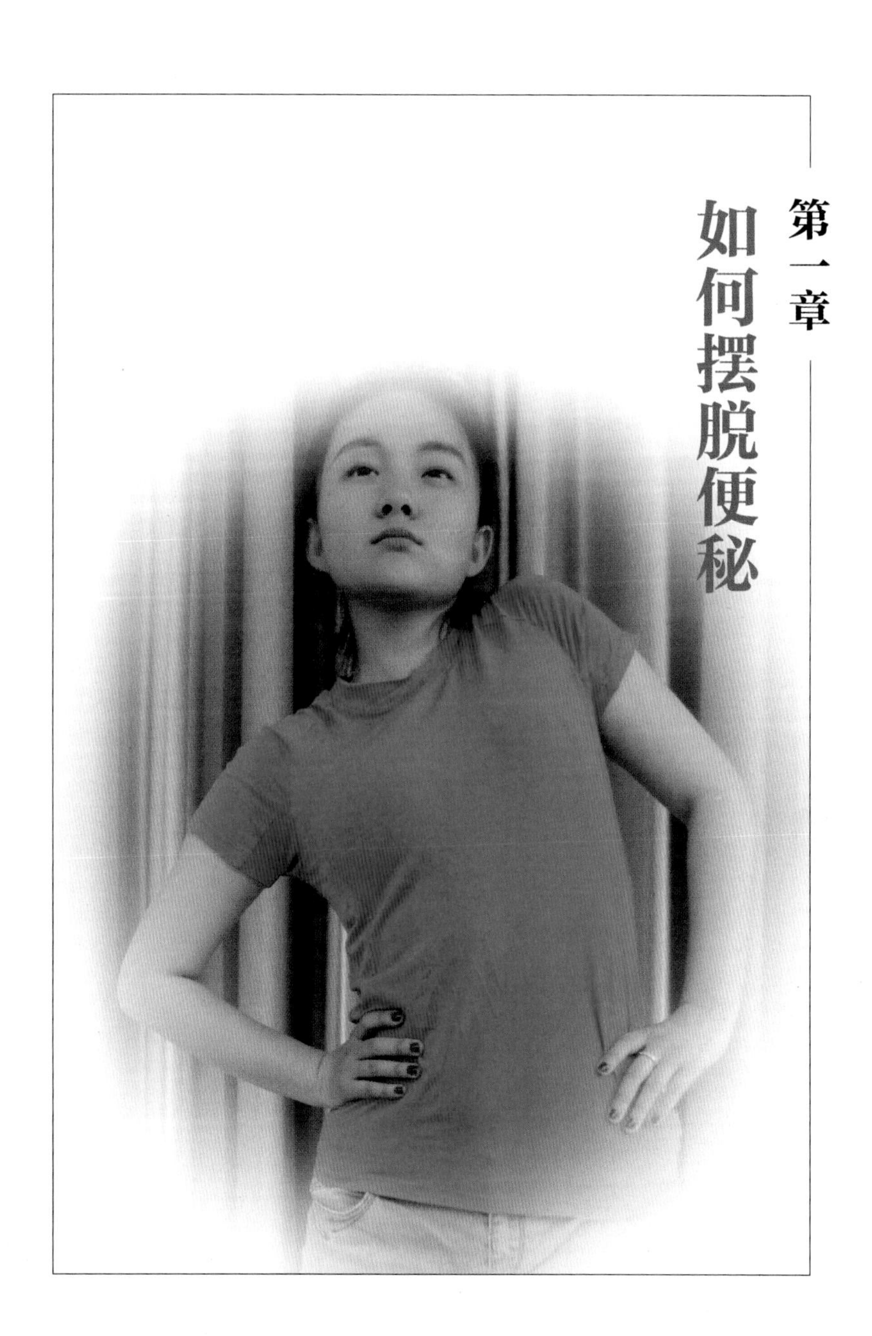

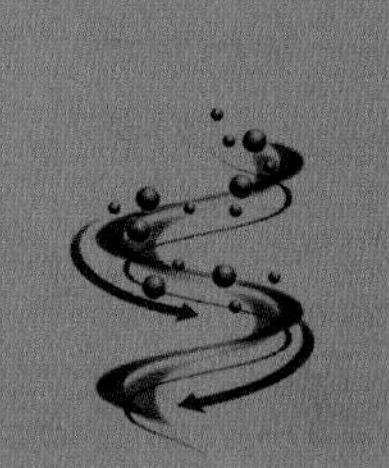

要摆脱便秘，首先须客观了解罹患便秘的根源，领悟康复之道。只有知其道者，才能法于阴阳，从病根着手，采用适当的方法，从而和于术数，让患者有望摆脱便秘。

“上古之人，其知道者，法于阴阳，和于术数。”

《黄帝内经》指出：“上古之人，其知道者，法于阴阳，和于术数。”是说“上古时代懂得养生之道的人们，能够取法于阴阳变化的客观规律，并加以适应与调和”，以实现健康长寿人生。我们要在中医学养生理念的基础上，汲取现代医学的相关知识，让自己从客观角度更全面地认识到引起便秘的关键点所在。只有从根源入手，才能彻底摆脱便秘困扰。如果“不法天之纪，不用地之理”，便秘自然会易患而难治。

第一节　消化生理与便秘

引发便秘的潜在病因，有自然因素与自身因素两个方面，要了解引发便秘的自然因素，首先需要重温一下人们消化生理的特点。

一、消化与排泄

人类的直立体位，使消化道处于极其不利的状态，让人们在排便时遇到重重障碍，既是引发便秘的关键，也是阻碍便秘康复的自然因素。忽略这些潜在的自然因素，不仅会影响便秘康复，甚至可能促使症状越来越重。

（一）人体的消化道

人类的消化道呈不规则的管形，所以也被称为“消化管”。咽、食管与直肠部分是上下垂直的，但直立体位下，消化道的其余组成部分是被吊挂在后腹壁上，整体堆积于腹腔之中的，其形态变化阻碍粪便排出，作为自然因素为便秘的发生与发展产生了影响。

1. 消化道概况

消化道（图 1–1–1）包括口腔、咽、食管、胃、小肠（十二指肠、空肠、回肠）和大肠（盲肠、直肠、结肠）等部，从上到下纵穿体内。成人的消化道全长可为 6~10 米。

食物从口腔和咽部向下，经食管到胃，胃是消化道中最膨大的部位，向下与小肠相通。

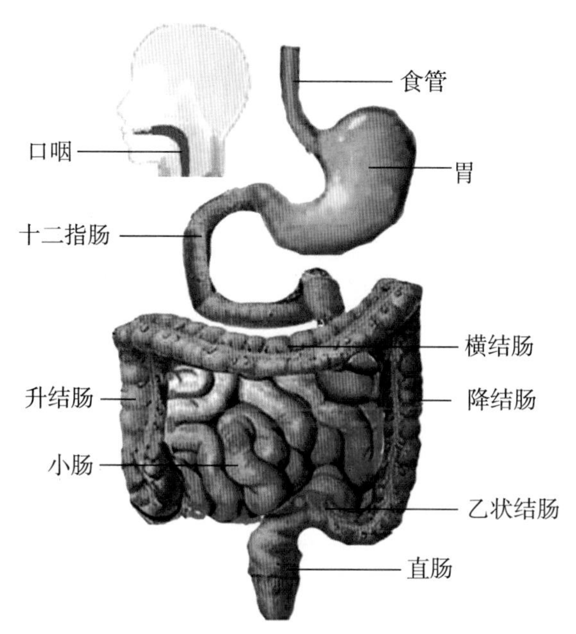

图 1-1-1　成人消化道

小肠全程可分为三段：即十二指肠、空肠和回肠。十二指肠是小肠的起始部分，上接胃的幽门，下接空肠与回肠，小肠下面是大肠。

大肠（图 1-1-2）是消化道的末段，也是最粗的肠道，略呈“门”字形状，上接于回肠，成人的大肠全长约 1.5 米，分为盲肠、阑尾、结肠、直肠和肛管五部分。

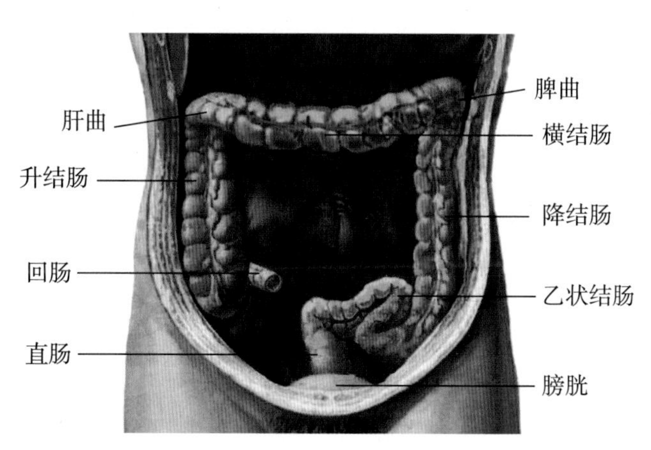

图 1-1-2　大肠

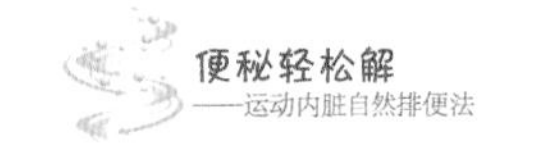

2. 消化道的形态结构

人类的消化道形态，大体呈三种不同状态。第一段是从口咽部到十二指肠末端，基本呈上下垂直的走向，虽具高山流水之势，却在自身因素的影响下，使食糜的运行并不十分通畅。第二段是空肠与回肠，呈迂回辗转走向，便于食物的消化吸收。第三段是呈“门”字形的大肠，是便秘患者需要重点关注的部位。大肠分为盲肠、阑尾、结肠、直肠和肛管，结肠又分为升结肠、横结肠、降结肠和弯曲呈“乙”字形状的乙状结肠四部分。大肠的主要功能是吸收水分、分泌黏液，将食物残渣燥化成粪便后，从肛门排出。

直肠是用于排便的重要部位，更是引发便秘的重点部位（图 1-1-3）。文中会在多处提到如何拔提直肠以助自然排便，故需对直肠有必要的了解。

直肠为大肠的末段，上端平第 3 骶椎处接乙状结肠，沿骶骨和尾骨的前面下行穿过盆膈，下端以肛门为终，长 10~14cm。在矢状面上形成两个明显的弯曲：直肠骶曲（距肛门 7~9cm）和直肠会阴曲（距肛门 3~5cm）。直肠与乙状结肠交接处管径较细，下面的直肠壶腹较膨大。

直肠向下穿盆膈延续为肛管，长约 4cm。需要关注的是，直肠与肛管并不在一条直线上，而是形成一个不小的屈曲角度，给排便带来阻力，在本书中我们将这一弯曲称为“直 - 肛曲”。

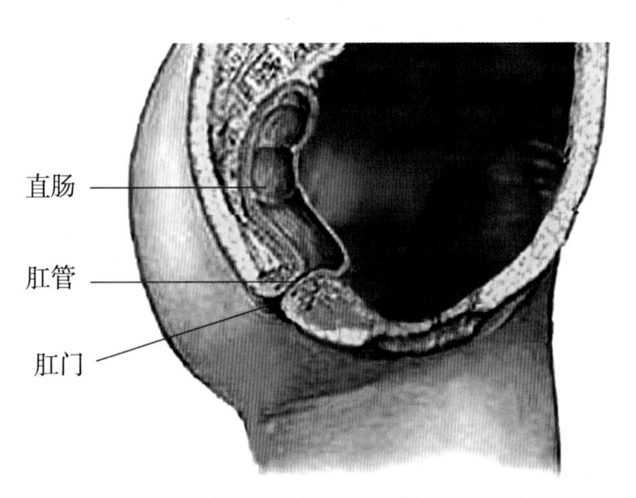

图 1-1-3　直肠、肛管、肛门（侧面）示意图

肛管的末端就是肛门了。

3. 消化与吸收

人们日常摄入的食物，大多为结构复杂的糖、蛋白质和脂肪等大分子物质，难溶于水，无法直接被人体吸收。需要将这些大分子物质分解，使之成为可以被人体吸收的小分子物质，才容易被消化道吸收与利用。

混合性食物一般在小肠内停留 3~8 小时，经过消化吸收后的食物残渣，进入大肠，形成粪便。

（二）粪便是在大肠中形成的

食糜经过小肠的消化吸收后，从回肠末端经回盲瓣进入大肠。而大肠的任务，则主要是形成粪便和排出粪便。

1. 粪便排出途径

大肠的运动形式，主要有混合运动（袋状往返运动）与推进运动（蠕动和集团运动）。粪便在大肠移动与排出的路径是：由升结肠竖直向上，经肝曲入横结肠，沿横结肠向左行，经脾曲入降结肠，后由降结肠向下行，沿上下起伏的乙状结肠进入直肠，最后通过肛管，经肛门排出体外（图 1–1–4）。

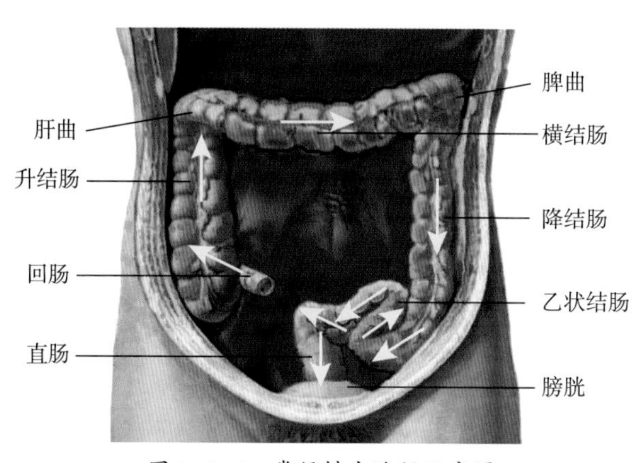

图 1–1–4　粪便排出路径示意图

2. 大肠的功能

大肠的主要功能是吸收水分（每日可吸收 5~8L 水）和无机盐，以及由大肠内细菌合成的维生素B复合物和维生素K等物质，使食物残渣形成粪便，沿着大肠向下移动。其间，大肠内的细菌还可使某些氨基酸脱羧生成胺，包括组胺、酪胺、吲哚和粪臭素。

3. 大肠液的作用

大肠的黏膜上皮和大肠腺含有许多杯状细胞，会分泌大量的黏液，即大肠液。大肠液是一种碱性（pH8.3左右）的黏稠液体，可以起到滑润粪便，减少粪便与肠黏膜间的摩擦，以防肠黏膜遭受机械损伤的作用。

大肠液的分泌，主要由食物残渣对肠壁的直接机械刺激或通过局部神经丛反射引起。因此机械性刺激，例如拔提肠道等寻便与排便的动作，就有促进大肠液分泌的功效。

一旦大肠液分泌减少，就会导致肠道干涩，使粪便移动变难，让粪便显得更加干燥与坚硬。同时还会影响排便动力，容易引发塞便，更可能在用力挤压式排便时，增加罹患各种肛肠疾病的几率。

4. 胃肠激素

在消化道黏膜层内，散在着大量的、多种类的内分泌细胞，可分泌胃泌素、促胰液素、胆囊收缩素等，统称为“胃肠激素”，具有广泛的生理作用。人们的饮食习惯、食物的化学刺激、局部内环境的变化、外来和内在神经的兴奋，都可影响胃肠激素的释放。

5. 粪便的形成

食物残渣在大肠内停留的时间较长，大部分水分会被大肠吸收。同时，经过大肠内的细菌发酵（针对糖、脂质）与腐败（针对蛋白质）作用形成粪便。

正常粪便中，水分含量占3/4，固体物占1/4。粪便中还含有大肠内的很多细菌，大多是大肠杆菌和葡萄球菌等，占粪便固体重量的20%~30%。

（三）消化道平滑肌的一般特性

消化道平滑肌除了具有肌肉组织共有的特性（兴奋性、传导性、收缩性）之外，还具有其自身的功能特点，表现为：

1. 具有一定的自动节律性与紧张性，能在平时保持一定程度的收缩状态。

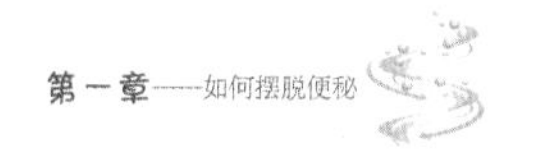

2. 富有伸展性，使它在容纳食物时，内部压力不会发生明显的变化。

3. 兴奋性低，收缩缓慢。

4. 对电刺激较不敏感，对机械牵拉、温度变化和化学性刺激较为敏感。

由于消化道平滑肌有对电刺激比较不敏感，而对于机械牵拉则较为敏感的特性，所以如果能适当施以机械牵拉的话，对于改善肠道功能，促进便秘康复都会有重要意义。人们可以根据消化平滑肌这一特性，通过进行某些机械性牵拉动作，来作为激发肠道细胞生理功能的自然刺激因素，而有望成为推进与排出粪便的助力。同时，书中介绍的通过相关拔抻动作所产生的排便实际功效，也是诠释采用“自然排便法”有望能自主摆脱便秘与实现自然排便最重要的理论依据之一。

二、消化神经

消化道神经系统的某些特点，可以为人们追求自然排便与摆脱便秘所用，须得到应有的重视。

（一）消化道的神经系统

1. 胃肠道的神经支配

胃肠道平滑肌和腺体的活动受外来神经和内在神经的双重支配，但可以说，人体的胃肠道运动主要受局部的肠神经系统调节，而对中枢神经系统是有相对独立性的。胃肠的内在神经丛（也称胃肠壁内神经丛）包括黏膜下神经丛（位于胃肠壁黏膜下层）和肌间神经丛（位于环形肌层与纵行肌层之间）。内在神经丛包含无数神经元和神经纤维，这些神经纤维也包括了支配胃肠的自主神经纤维。内在神经丛构成一个完整的、相对独立的整合系统，在胃肠活动的调节中具有重要意义。内在神经丛分布在食管中段到肛门的绝大部分消化道壁内，主要由两组神经纤维网交织而成。这些神经丛含有运动神经元（支配平滑肌）、感觉神经元（感受消化道内的机械刺激、化学和温度等刺激）及中间神经元。因此可以完成局部的反射活动，并通过局部反射活动对胃肠道活动及腺体的分泌起调节作用。

2. 消化神经可为摆脱便秘所用

每当人们进行运动肠道的相关动作时，所产生的刺激，首先来源于内在神经丛的感觉神经元所产生的兴奋与传导，其引发运动神经元与中间神经元的兴奋与反射，以促进肌间神经丛与黏膜下神经丛的兴奋过程，以此来激发相关肠道细胞的生理功能，调节肠道的活动和腺体分泌，从而起到化解排便障碍因素的作用。据此，人们就可以通过抻拔肠道等机械性牵拉动作，来克服相关便秘症状，实现逐步摆脱便秘的愿望。

（二）便意的产生

便意来自于消化神经系统的反射过程，是实现排便的先决条件，也对摆脱便秘具有重要意义。

人的直肠内通常没有粪便，餐后或胃内有大量食物充盈时常会引起集团活动的增强，称为胃－结肠反射，肠蠕动会将粪便推入直肠而刺激直肠壁内的感受器，引发的冲动经盆神经和腹下神经传入脊髓腰骶段的初级排便中枢，并上传至大脑皮层，产生便意。条件许可时即发生排便反射，盆神经活动增强，引起降结肠、乙状结肠和直肠收缩，肛门内括约肌舒张，阴部神经活动减弱引起肛门外括约肌舒张，同时膈肌与腹肌收缩，腹内压升高，使粪便被排出体外。

大肠的集团蠕动，可以推动粪便快速移动，一直将粪便推入直肠，往往是引发便意的重要因素。大肠的集团蠕动每日发生 1~3 次，常在进餐后发生，尤其多见于早餐后 1 小时之内。了解大肠的集团蠕动常与便意相伴后，我们就可以把握集团蠕动容易出现的时机，通过在合适的时间点实施按、弹、拨便秘点等能促进肠道运动的相关动作，激发神经系统的兴奋与传导，来寻得便意出现。

第二节　罹患便秘的潜在病因

关于患便秘的病因，诸多相关文献早有精辟论述。我们在这些已知病因

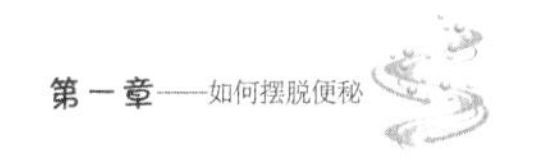

的基础上，将导致便秘的相关因素，补充归纳为引发便秘的“潜在病因”，并根据其性质，分为自然因素与自身因素两类，简要探讨如下，可供读者朋友参考。

阴阳者，天地之道也，万物之纲纪，变化之父母，生杀之本始，神明之府也，治病必求于本。

一、人体本身存在的易患便秘因素

（一）何谓自然因素

便秘可以说算是一种比较独特的症状，人们患有便秘的几率很高，据文献记载，我国约有将近60%的人罹患便秘，特别以中老年人居多。而且便秘的症状，常常会随着人们的年龄增长而加重，其常见性与危害性非同一般。其发病原因，可能与人类体内存在的自然因素有关。

所谓“自然因素”，是指和人体的生理结构相关，人体本身就有的可能会阻碍粪便的移动与排出，为人们罹患便秘埋下先天隐患，成为人类罹患便秘的内在因素。这类因素可能为使便秘的患病率居高不下的原因之一，困扰着人们的健康与生活。

（二）诱发便秘的自然因素

自然界有两种消化与排泄模式，一种是消化道基本为水平走向（例如大部分的动物们），匍匐位与四肢行走相辅相成的消化排泄模式。另一种，则是消化道基本在垂直方向上（人类），给消化与排泄设置了重重障碍的直立位模式。两种消化模式的生理状态的不同，使其罹患便秘的自然因素也截然不同。

匍匐位下的胃肠道结构，可以说是与动物们用四肢行走的行为习惯非常搭配的（图1–2–1、图1–2–2）。其内脏结构的特点是：躯体上面的脊椎骨就像“房梁”一样，而下面的一整片腹壁，则像地面一样托着消化道。各个消化部位，都有腹膜形成的网膜、系膜和韧带固定和支撑，如同将消化道牢牢

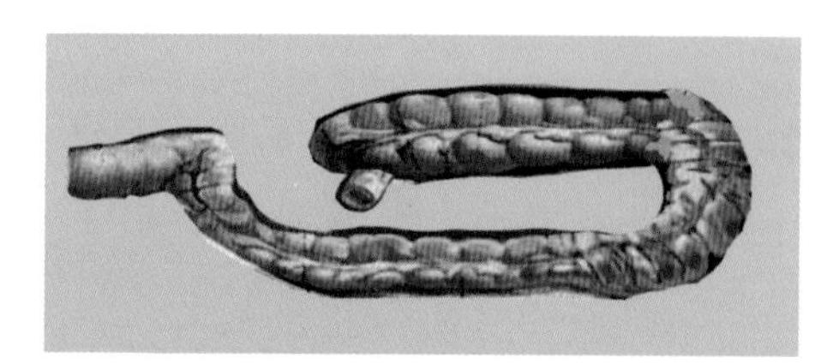
图 1-2-1　动物大肠形态

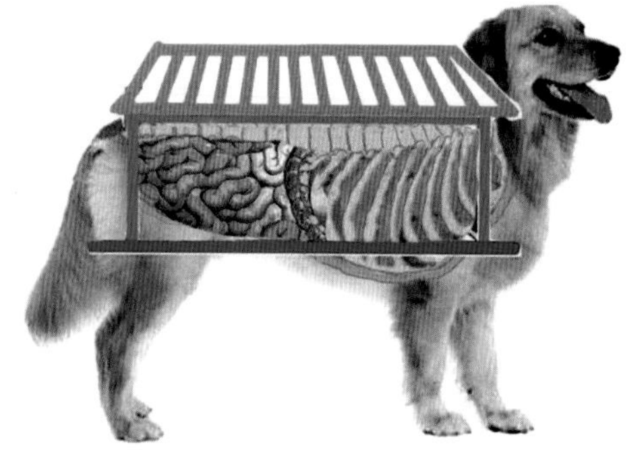
图 1-2-2　动物的匍匐位内脏

地固定在“房屋”中一样安全可靠。五脏六腑与肠道之间的位置区别分明，互不相扰。而且，大部分动物的口腔与肛门同在一条水平线上，使肠道的走向呈水平屈曲形态，消化道犹如“公路”一样通顺又平坦。尤其是大肠，形如“绕城公路”一样平整，使粪便通行顺畅。特别是直肠与肛管，基本上是呈直线对接，对粪便排出不构成障碍，排便时只需肛门括约肌控制。某些动物甚至可以一边前进一边排便。这种消化与排泄模式可以说非常自然原始，能够让动物们远离便秘与肛肠疾病的困扰。

而相比之下，人类直立位的肠道就使排便显得稍微困难了一些。

直立体位，让人类肠道上下左右转来转去，给人们消化与排泄带来不便，还常常会给粪便的排出过程带来诸多的不确定因素，例如：

1. 吊挂着的消化道

人类将躯体直立起来，使消化道只能依靠腹膜形成的网膜、系膜和韧带来固定，基本是处于被挂在后腹壁上的状态，如同吊挂在悬崖上一般（图 1–2–3）。在肠道自身重量（含内容物）与地心引力的作用下，光滑又颇有重量的肠道想要坚持停留在原处可以说是很困难的，纷纷离开自己应在的位置而去挤占下面脏器的空间就成为了常态。消化道在这样的情况下所形成的相互挤压的状态，就会阻碍肠道之中粪便的运行。既容易导致部分消化道脱垂（如胃下垂、直肠脱出等），也会让排便变得很费劲。食糜在垂直走向的消化道之中移动时其实并不能“直下”，而是需要随着消化道的弯曲起伏而“踌躇不前”。

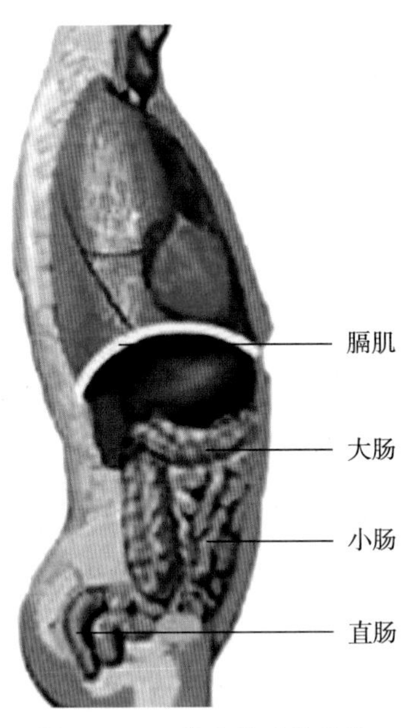

图 1–2–3　直立位下的肠道

2. 弯曲起伏的消化道

大肠呈“门”字形的走向，使食物残渣在升结肠，要垂直向上走，此过程自然需要一定的升力。而从降结肠末段到乙状结肠的肠道，粪便还要沿着“乙”字形肠道绕个弯，有点像走“过山车”一样。于是粪便就很容易被阻隔在这一段，形成储存粪便的部位，人们常常会在左下腹部扪及有粪便聚集于此（图 1–2–4）。

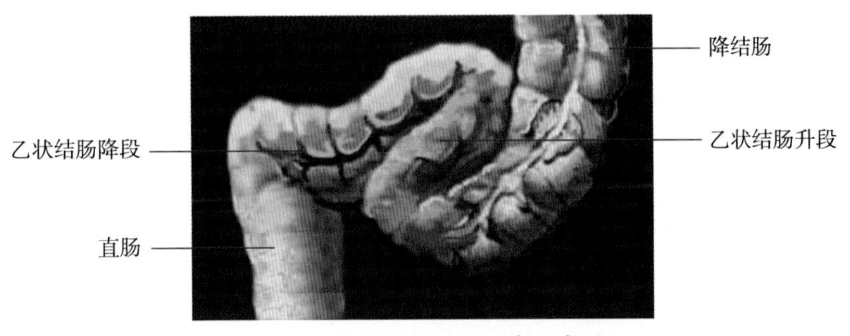

图 1–2–4　乙状结肠形态示意图
（乙状结肠位于降结肠之后，走向大起大落）

3. 直－肛屈曲带来的障碍

人类将躯体直立时，肠道随躯体直立起来了，而下肢与臀部仍然保持着原来状态，使固定在臀部的肛管与直肠之间产生了一个不小的屈曲，在本书中我们称其为“直－肛屈曲”（以下简称“直－肛曲”，图 1–2–5）。直－肛曲在人们的肛门部位，构成了一个比较容易让人在排便时“较劲”的位置。比较干硬的粪便很容易阻隔于此，给不少人排便时增添了障碍，造成了排便困难。

由此可见，自然因素是滋生便秘问题的温床，直立位所形成的诸多消化障碍，干扰了肠道的生理功能。人们在不良生活习惯的影响下，会使肠蠕动功能减弱、肠液分泌减少、传导反射迟钝，粪便移动缓慢，而逐渐使排便变得越来越困难。粪便在肠道内滞留时间过长，水分被过量吸收，使粪便干燥坚硬，再加上肠道干涩、动力不足、便意淡漠，就会导致了不同程度的功能性便秘。这些自然因素，是埋在人们体内引发便秘的隐患，会导致肠道生理功能不断衰退，使便秘的症状越来越重。

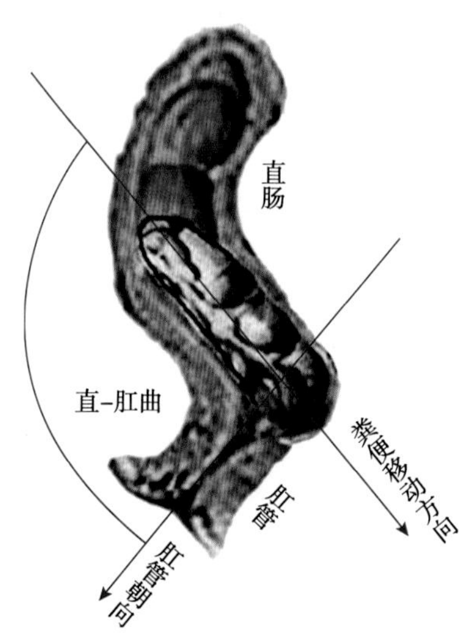

图 1–2–5　直－肛曲示意图

二、引发便秘的自身因素

所谓“自身因素”，是指人们日常生活中的某些行为习惯，可能引发并加重便秘的人为因素。主要包括用力挤压式排便、经常憋便、不良饮食习惯（食用某些食物、药物引发）等。此外，久坐也容易引起人们排便困难，并诱发便秘，诸如此类的这些自身因素，不仅可能会诱发便秘，还可能会不断推动便秘症状的发展。

（一）憋便是导致便秘的诱因

便意是人们实现排便的先决条件，而经常憋便的人们，会屡屡挑战自己的生理性便意反射的感觉阈限，导致便意淡漠。严重的时候，甚至会发生粪便已抵肛门，也因缺乏便意而不能实现排便的情况。

1. 什么是憋便

憋便容易引发功能性便秘，但却是一定情况下人们都会有的正常需求。环境不允许，或者出于某些客观原因，有时人们即便有了便意，也不能立即去厕所，需要憋上一阵子，我们称之为憋便。憋便是人们日常生活与工作中的一种正常需求，几乎每个人都有过憋便的情况。比如因为工作开会脱不开身，或是所处的环境不允许，反正每个人总会碰上那么一两种需要我们憋一下的状况。憋便虽然是一种正常需求，但如果经常长时间的憋便，就会对健康不利。

2. 憋便的危害

第一点，憋便容易导致排便困难。憋便时，人们会尽力收紧肛门，使外括约肌持续处于收缩状态，往往几分钟后就能使排便反射减弱甚至消失，从而实现憋便的效果。

但是人们如果对便意经常予以制止，就容易使直肠渐渐地对粪便的机械扩张刺激失去正常的敏感性，即引起便意的感觉阈值升高，而导致便意淡漠。再者粪便在大肠内停留的时间如果过久，粪便中的水分就会被过多吸收而变得干硬，引起排便困难，这也是产生功能性便秘最常见的原因之一。

第二点则是粪便在肠道中滞留时间过久会有害健康。如果经常憋大便，也会对肠道蠕动与肠液分泌功能产生抑制作用，导致排便动力减弱、肠道干涩，甚至造成肠道功能衰退而诱发某些消化系统疾病。

总结起来，憋便的危害有：

（1）容易引发功能性便秘

经常憋便容易导致肠道蠕动功能减退、排便反射迟缓、便感淡漠，致使粪便在肠道停留时间变长，粪便中的水分被过度吸收，造成大便干燥。一旦形成干燥、坚硬、粗糙的便块，更会使整个排便过程变得困难而漫长。据悉，许多患有习惯性便秘的患者，都曾经有经常憋大便的习惯。

（2）憋便容易引发肛肠疾病

经常憋大便容易引发痔疮、肛裂等肛肠疾病。憋便时肛管周围的括约肌处于持续性收缩的状态，会影响局部循环，持续时间过久还会引起局部充血。这种情况下，一旦遭遇干硬的便块，用力挤压式排便时就会容易引发肛肠疾病。肛肠疾病的患者如果经常憋大便，不仅会使排便变得更加痛苦，便程更加漫长，还会使损伤变得更加严重。

（3）粪便滞留过程中会产生有害物质

在细菌的分解作用下，粪便在肠道内长时间滞留时，就会出现异常发酵，产生许多有毒有害的物质，容易被肠道吸收而损害健康。

当粪便在结肠内停留时间过长时，其间的各种代谢产物，如细胞死亡裂解释放的物质、结肠内的发酵产物、腐败产物等，会持续发酵，致使结肠内积聚较多的有害物质，如乳酸、乙酸、琥珀酸、氨、吲哚、硫化氢、粪臭素、挥发性胺、挥发性脂肪酸等。这些有害物质被结肠吸收后，就需要经肝脏代谢来“解毒”。而当有害物质过多时，就会进入血液循环，散布于全身各脏器，对脑神经系统造成伤害。可损伤皮肤引起色素沉着、雀斑、黄褐斑等，甚至还可能影响性功能。经常憋大便，会使人体的重要器官受累而发病。且粪便中的吲哚、胆酸、类固醇等物质有致癌作用，如果长时间滞留在肠道内，就有可能会刺激肠黏膜和肛管上皮的异常增生，严重时会导致肛管直肠癌等恶性肿瘤的发病几率增加。

（4）孕妇与产妇不应长时间憋大便

让粪便长时间滞留体内，不仅会影响孕妇和产妇的健康，容易引发各种肛肠疾病，肠内异常发酵产生的有毒物质也会通过血液、乳液，影响胎儿和

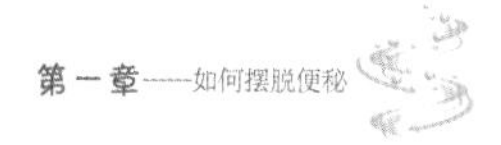

婴儿的健康。

（二）用力挤压式排便是罹患便秘的推手

用力挤压式排便，既是引发便秘的一个关键的自身因素，也是一种极其有害的排便方式，不仅会使便秘日益加重，更会毁人健康，最严重的情况下甚至夺人性命。人们只有放弃蛮横的用力挤压式排便的排便方式，才能有望摆脱便秘。

1. 用力挤压排便的过程

所谓用力挤压式排便的动作过程是：吸气屏气、拢胸收腹、鼓肺挤压、还原四个步骤（图 1–2–6）。

具体的过程是首先吸一口气，使肺部充满空气，然后屏住呼吸，将空气留在肺中，接着向内缩拢胸廓，并将胸廓尽量向下压（有时双臂协助挤压），以抵住下腹，接着收缩腹肌，以尽量减小腹腔容积，增大压强。最后，以鼓起充满空气的肺作为施压的发力点，全力向下腹部挤压。这一连串产生的如“榨油机”般的“挤压力”，直逼直肠与盆底，迫使粪便借助这股强大的压力，“冲”开肛门而排出体外。用力挤压过后，无论排便成功与否，压力消除后，受压脏器都需要逐渐复位（受损伤部位除外）。

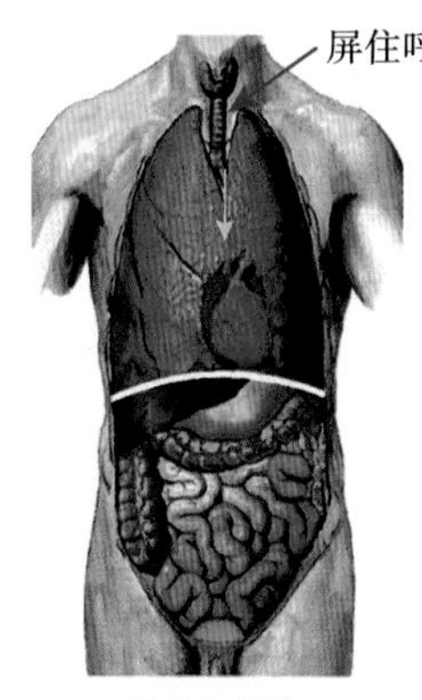

①吸气屏气

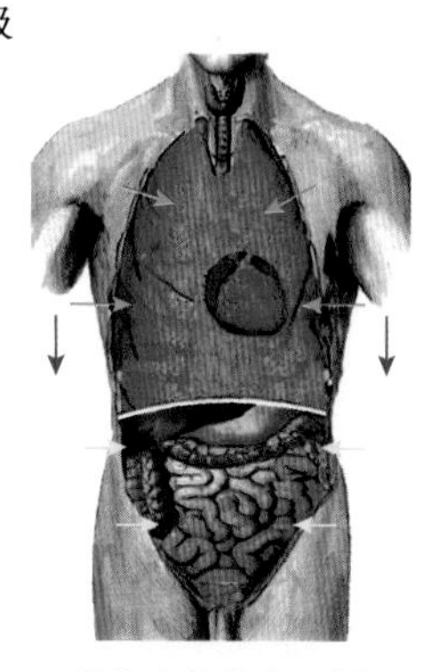

②拢胸收腹向下低

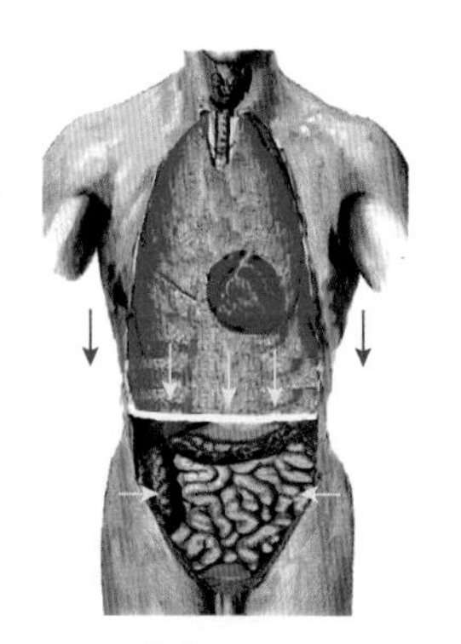

③鼓肺挤压

图 1–2–6　用力挤压式排便过程示意图

2. 用力挤压式排便是如何加剧便秘症状的

（1）用力挤压式排便推动“肛门别劲”

人类排便时“别劲”的根源来自于直肠与肛管的“弯道”连接，粪便需要转过弯来才能进入肛管。用力挤压式排便采用的是向下挤压的方式，用力越大，弯道就会拉伸得越大，会给排便带来更大阻力。

每当人们用力挤压式排便时，其强大的压力裹挟着粪便，直逼直肠壶腹，日复一日地冲击着牵系肠道的韧带、系膜和直肠壶腹部的肠道组织，使直肠壶腹部逐渐松弛、延展而不断向前下方膨隆，让直肠壶腹底部不断向下延伸，导致“直肠下展”。当下挫的直肠底部，明显低于肛管位置时，会促使粪便前端与肛管的走向错开，而形成一种“不对口”的“别劲”状态。这种情况出现后，比较干硬的粪便将更难以转过弯来，而导致排便受阻。这种肛门“别劲”（图1–2–7），是造成排便困难的主要原因之一。

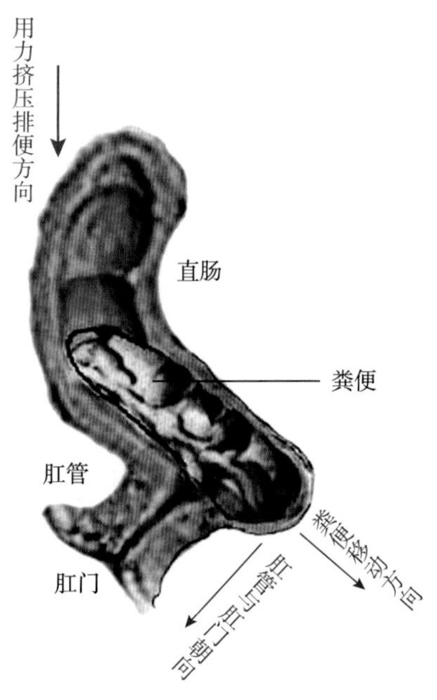

图 1–2–7　肛门“别劲”

（2）用力挤压式排便改变直肠形态

人到中年以后排便越来越费劲，会感到便秘的症状一天天加重起来，这是因为“直－肛曲”在日复一日用力挤压式排便的冲击下，角度逐渐向锐角的方向发展，直肠壶腹日渐下挫，促使肛门“别劲”越来越严重，而让排便阻力不断增大，并随着人们的年龄增长而不断加剧。

人类在幼年时期时，直－肛曲的角度比较平缓，直肠底部高于肛管，所形成的阻力较小，排便也比较顺畅一些。

随着人们年龄的增长，用力挤压式排便使直肠壶腹逐渐向下延展，致使有时排便会困难，便秘的症状也会日益显现出来（图 1-2-8）。

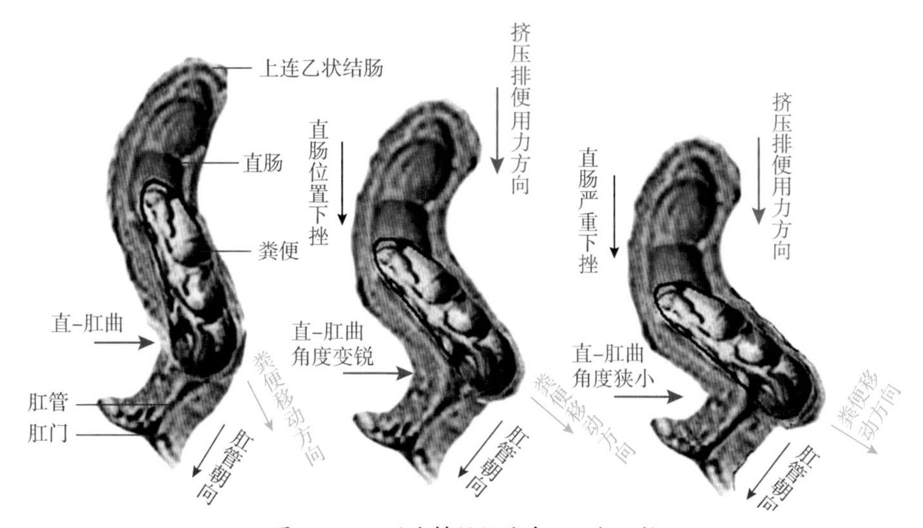

图 1-2-8　用力排便促使直肠不断下挫

①幼年时期：直－肛曲角度比较平缓，排便顺畅。
②青壮年时期：直肠位置明显下挫，直－肛曲变锐，排便时会感到逐渐困难起来。
③老年时期：直肠位置进一步下挫，排便明显困难，常会引发便秘甚至塞便。

人到老年，肛门“别劲”的现象会日趋严重，排便会更加困难，迫使人们必须加大挤压的力度，用力持续的时间也更长，直肠下展的程度也会逐渐加重。由此可见，用力挤压式排便就是引发便秘的最大推手。

（3）用力挤压式排便容易造成“直肠前突综合征”

用力挤压式排便用力过猛时，会驱使干硬的便块强力冲击直肠壶腹底部，使直肠底部的肠道松弛变形，形成直肠前突。前突轻微者，一般不影响排便。但是，用力挤压式排便时的不断冲击，只会使前突变得越来越重，一旦达到一定程度，就可能诊断出直肠前突综合征（图1–2–9）。一旦遇到干硬粪便时，突出部位会将粪便牢牢兜住，难以排出，从而罹患直肠前突型便秘（以有孕产史的妇女较为多见）。直肠指诊时，可在肛管上方的直肠前壁处，触及一个突向前方且有薄弱感的凹陷部位，这就是直肠前突的病灶。粪便进入这样的凹陷部位就如同进入了兜囊，临床上常表现为排便次数增多、有下坠感、会阴部沉重感。每当人们排便时，会有一部分粪便被挤入前突形成的囊袋之中，停止排便时，残留在囊袋之中的粪便，又由直肠前突的囊袋中返回直肠腔内，由此使患者产生排便不尽感。此时人们无论如何奋力努挣，都难以将这一点点残便排出。

无论是“直肠下展”还是“直肠前突综合征”，都属于比较严重的直肠损伤症状。一旦人们坚持用用力挤压的方式排便，损伤往往都只能愈加严重，难以好转。

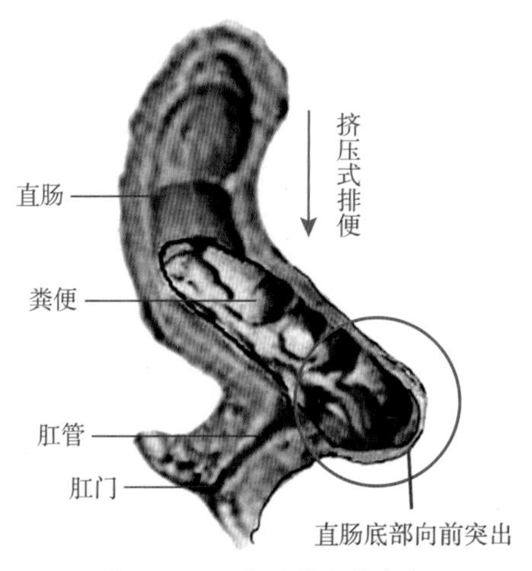

图1–2–9　直肠前突综合征

3. 用力挤压式排便的危害

“截寿”“夺命”，是两个令人恐惧的词汇。然而，经常“用力挤压式排便”，既截寿又夺命，已经是不争的事实。在我国每年都有60多万人，由于用力挤压式排便而猝然死亡。已故的著名老中医张景春先生，早在百年之前，就在出诊邻里一位在卫生间内意外死亡的患者时指出：“缩腹努挣（出恭），乃逆气血而动之大忌。（努挣）甚者，气失丹田，血塞阴竭，阳亢攻心，夺命之至，回天乏术”。启发了人们对很多人都会使用的用力挤压排便方法的客观认识，也阐明了卫生间意外的实质，为本书介绍的“自然排便法”的形成与发展，奠定了理论基础。

用力挤压式排便对内脏器官的危害，主要来自于屏气、鼓肺、挤压等几个方面。

（1）压力传播与脏器缺氧

人们排便时所施加的压力，并非只是简单的压迫了腹部，而是同时会借助体液（血液、组织液、水分）将强压力传至五脏六腑，让大脑、眼睛等的全身的各个器官都受到高压的影响。人体内的压强升高，容易给大脑、心、肝、脾、肺、肾等比较脆弱的脏器带来压力，甚至造成意想不到的损伤。

屏气则会暂时停止氧气摄入，导致血氧含量迅速下降。尤其是屏气又用力挤压式排便时，很容易威胁到大脑、心脏以及一些对氧气需求较为敏感脏器的功能与健康。

（2）用力挤压式排便对肺脏的损伤

我们使用千斤顶将汽车顶起来时，千斤顶下面需要有牢固的地面来支撑。同样，用力挤压式排便时，人体也是以充满空气并鼓胀起来的肺来作支撑的，不然无论如何也挤压不起来。

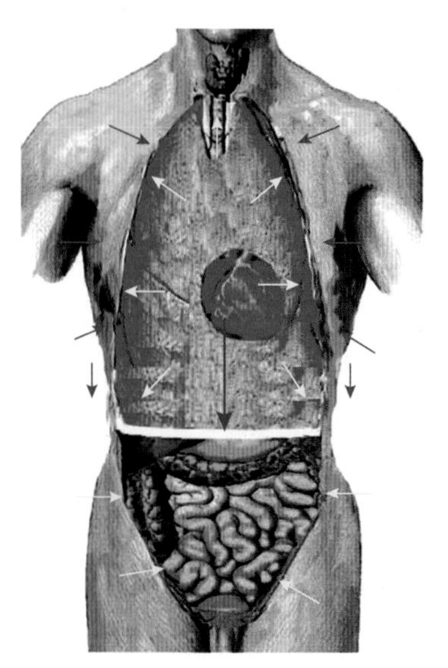

图 1-2-10　用力排便以鼓肺垫底

然而肺的组织结构比较脆弱，极易受到损伤，并不适合用来支撑。每当人们将肺“鼓胀”起来，再施以强力挤压时，外部向内的压力与内部向外的张力“对抗”，这种状态下就极易损伤肺泡、小血管和肺部软组织。肺“鼓胀”起来时肺内压力骤然升高，会阻碍肺循环（图 1-2-10）。

（3）极具破坏性的压力

用力挤压式排便会对人们的内脏器官构成巨大的威胁，可能成为引发高血压、各种心脏疾病、肾脏疾病、肝脏疾病、脑部损伤等诸多严重疾病的潜在病因。

①最先受到挤压的内脏和血液

挤压排便时，由于粪便在肠道内移动的速度缓慢，而血液与其他液体一样，对于压力的变化非常敏感，所以在受到挤压的第一时间，被挤出去的并不是粪便，而是胸腔与腹腔中所有内脏器官之中的大量血液。强大的压力，压缩了腹腔内的容积，压扁了血管，而且主要压迫的是各个内脏器官的毛细血管。毛细血管虽然细小，却如同海棉中的空隙一样，遍布整个脏器，被压扁时，会使大量血液从各个内脏器官同时涌出。在压力下涌出的数百毫升的血液，一瞬间共同注入静脉，直逼右心房。与此同时持续升高的肺内压力还会压迫肺静脉血管，直接阻碍肺循环，加重心脏博血负担。这些压力，对人们的生命健康构成了重大威胁（图 1–2–11）。

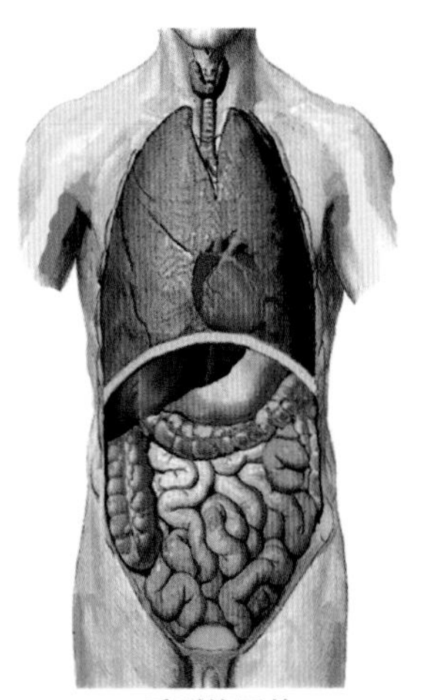

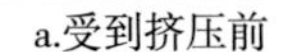
a.受到挤压前

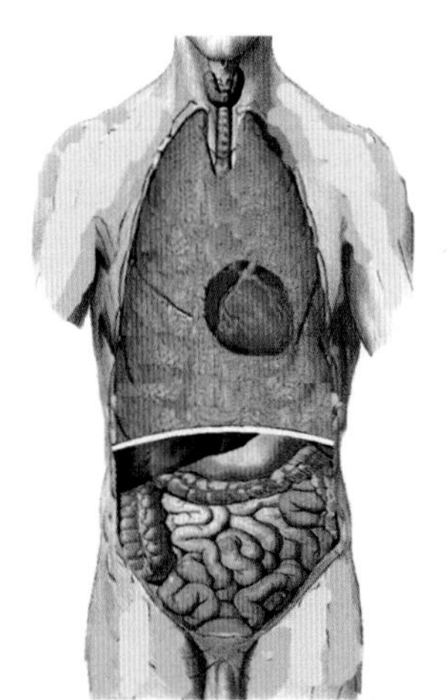

b.受到挤压前时

图 1–2–11　肠管被大幅度压缩

②对心脏健康的威胁

瞬间涌入静脉的大量血液拥堵在右心房外，让舒张压大幅度飙升，造成一种不良的循环状态。所形成的高舒张压，常常会直接威胁到心脏搏血与心肌泵血功能，尤其是“脉压异常性高血压”，容易形成一种强大的破坏性压力，不仅可能成为罹患高血压的诱因，更可能损伤心脏功能，引发各种心脏疾病。

③导致大脑损伤

大脑的重量只占体重的2%~3%，但大脑需要的用血量却达到了全身供血量的15%，耗氧量高达全身总耗氧量的20%。如果达不到这个标准，大脑就会因缺氧而受到损伤。用力挤压式排便时产生的强大压力，会使颅内压随之骤然升高，阻碍血液进入大脑，而致使大脑细胞缺氧。大脑处于缺氧状态时，容易导致脑细胞死亡，引发记忆力减退、脑萎缩、老年痴呆等的各种脑部疾病。

④容易造成肺损伤

在用力挤压式排便过程中，肺被当作施加压力的支撑物，肺内因“鼓胀”产生的强大压力，容易使脆弱的肺泡破裂（图1-2-12）。破损的肺泡不能再生，而大量肺泡的破损就会降低换气功能，大量残余气体也会留置于破损部位，导致慢阻肺（COPD）等肺部器质性病变，成为人类早衰的基础。大量肺

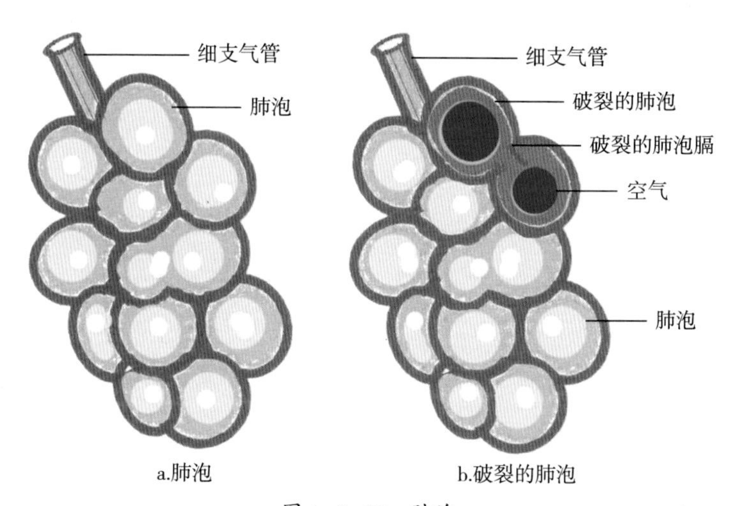

图1-2-12　肺泡

a. 肺泡的组织结构比较脆弱。

b. 用力挤压式排便的强大鼓胀力，容易导致肺泡破裂，失去换气功能。

泡破损，还会使人的肺活量不断下降，甚至一活动就气喘，从而降低甚至丧失生产劳动能力。强大的压力，不仅会将肺内的血液挤出，使诸多肺组织失弛变形，还可能会诱发各种各样的肺部感染性疾病。

⑤引发肝、肾损伤

用力挤压式排便也会将肝脏内的血液大量挤出，导致肝脏缺血，肝细胞“减员”，使肝脏逐渐萎缩变小，让肝功能不断减退。用力挤压式排便对肾脏的强力挤压，则容易引起肾小体与肾小管损伤，导致各种肾脏疾病。

⑥可能促发原发性高血压病

用力挤压式排便时，人们的血压会骤然升高，便后血压恢复时，并不是每次都能丝毫不差地降回原始的血压的。积年累月，用力挤压式排便也可能会使人们的血压逐渐攀升，直到达到高血压的范围。之后如果还是继续保持用力挤压式排便的习惯，血压也还是会不断攀升，病情也会日渐加重，俨然成为了原发性高血压病的潜在病因与重大推手。

⑦罹患肛肠疾病

用力挤压式排便时强行将干硬的粪便挤出肛门，极容易造成损伤性的肛肠疾病。干硬的粪便一旦挫伤肛垫静脉血管，就引发“痔”；撑裂肛管皮肤层，就会患“肛裂”；如果裹带直肠一起脱出肛外，就会导致“脱肛”。

⑧用力挤压式排便可能会影响胎儿的正常发育

孕妇极容易便秘，孕期如果还是使用用力挤压式排便的方式，挤压的力度也会增大，会直接挤压子宫、胎盘与胎儿，压缩胎盘容积，给胎儿供血造成阻碍。这种情况下，会造成胎儿体内不同程度的缺氧，可能会给胎儿的发育带来诸多不确定因素（图 1–2–13）。

⑨ 导致内脏下垂

内脏下垂，一般是因内脏受向下的力导致的。而腹腔之内，人为能引起的最大的向下的力，就是用力挤压式排便时产生的了。强大的压力，会不断冲击维系脏器的韧带，致使脏器的固有位置逐渐下移，最后导致内脏下垂，如肝下垂、胃下垂、肾下垂、子宫脱垂、直肠脱出等。

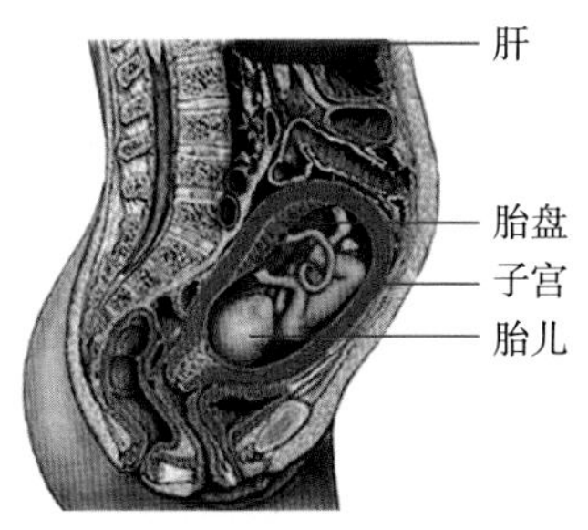

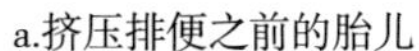

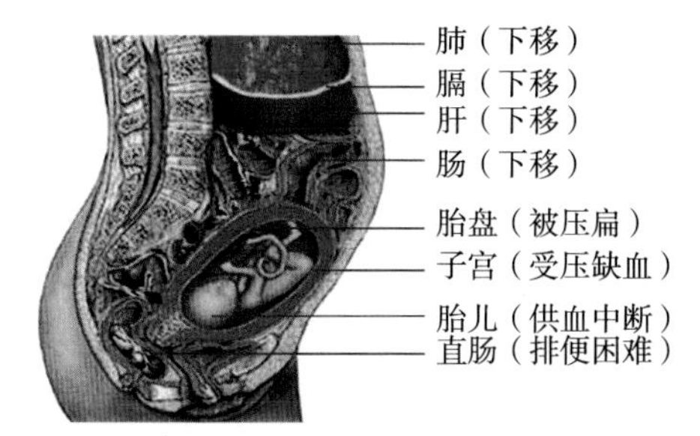

a.挤压排便之前的胎儿　　b.挤压排便时的胎儿

图 1-2-13　挤压排便可能影响胎儿的正常发育

a. 排便之前：孕妇极容易便秘，采用压榨排便时常常需要加大压榨力度。

b. 用力挤压式排便时的状态：挤压排便时，会直接挤压子宫、胎盘和胎儿，几乎可能将胎盘血液榨干，影响胎儿正常发育。

4. 危险的脉压异常性高血压

用力挤压式排便导致的脉压异常性高血压（以下简称"异脉高压"），对人体的内脏健康危害匪浅。

（1）什么是异脉高压

"异脉高压"，是在"鼓肺"与排便压力的协同作用下，所造成的一种对内脏器官具有较强破坏力的，扭曲的循环模式。此状态下，五脏六腑的血液被大量挤出，瞬息之间大量涌入静脉，促使舒张压骤然升高，影响心脏的泵血功能。同时迫使心脏应激性提升收缩压，但由于提升幅度受限，就形成了血压不均等升高，导致了这种以脉压异常变化为特点的"异脉高压"，会严重危害人们的内脏健康，甚至可能引发卫生间内的意外死亡。

（2）血压与脉压

血压（BP）是血管内流动的血液对血管壁造成的侧压力。测定血压时，以大气压为基数，以千帕（kPa）或者毫米汞柱（mmHg）为单位。成年人的血压比较稳定，收缩压一般在 100~120mmHg 之间，舒张压一般在 60~80mmHg 之间。

"脉压"即"脉搏压"，是指收缩压与舒张压之差，成年人的脉压一般在 4.0~5.3kPa（30~40mmHg）之间。比如，某人的血压为 115/76mmHg，那么他的脉压就是：115 − 76 = 39mmHg。正常的脉压，是保障血液正常循环的关键。

（3）实际测试

我们对十位平时习惯用力挤压式排便的受试者，进行了模拟“用力挤压式排便”的血压测试，方法为：先测量正常血压，并记录在“便前正常血压”栏内。随后测量模拟用力挤压式排便时的血压，此时屏住呼吸，用力挤压（模仿排便）并维持该状态2~3秒钟，以便能够测出一个稳定的血压值。最后将测出的血压值，记录在“用力挤压式排便时血压”栏内，再计算出脉压值与血压升高值，列表如下：

模拟检测“用力挤压式排便”前后血压的变化

受试者	便前正常血压（mmHg）			用力挤压式排便时血压（mmHg）			收缩压与舒张压升高值（mmHg）	
	收缩压	舒张压	脉压	收缩压	舒张压	脉压	收缩压升高	舒张压升高
受试者A	111	72	39	120	98	22	9	26
受试者B	128	87	41	140	119	21	12	32
受试者C	99	59	40	112	92	20	13	33
受试者D	122	79	43	130	103	27	8	24
受试者E	116	78	38	126	101	25	10	23
受试者F	95	52	43	110	86	24	15	34
受试者G	105	71	34	115	96	19	10	25
受试者H	116	80	36	122	98	24	6	18
受试者I	100	63	37	119	91	28	19	28
受试者J	118	81	37	133	115	18	15	34
平均值	111	72.2	38.8	122.7	99.9	22.8	11.7	27.7

从表中数值可以看出，10位受试者在模拟排便时的血压均大幅度升高。收缩压平均升高11.7mmHg，而舒张压平均升高27.7mmHg，脉压缩小了16mmHg。由此可见，用力挤压式排便，会使人们的血压骤然升高，脉压值减

小。而且，压力越大，脉压越小。

综上所述，用力挤压式排便可能会对人体的诸多内脏器官造成危害。其中“异脉高压”不仅会危害心脏健康，还可能会对脑、肺、肝、肾造成损伤，也可能是罹患各种内脏疾病的“潜在病因”，成为危害人类生命健康的无形杀手。

（三）久坐是引发便秘的助力

久坐也会影响消化道生理功能，给粪便的移动设置不小的障碍。

1. 不同的坐姿

坐姿有多种，其中端坐的坐姿对内脏的压迫较小，却很少被应用。绝大多数人日常习惯采用的坐姿都比较“不正式”，因为和正儿八经的端坐比起来，“缩着坐”“靠着坐”之类的坐姿可以使身体全面放松下来，让人感到舒服。

（1）不同坐姿与腹高的改变

人们的胸口，是腹腔的最高点，可以用来代表腹腔高度。不同的坐姿，能够测得不同的腹腔高度，为判断腹腔容积与腹压状态提供参考。

我们将从椅子平面（O 点）到胸口的高度，设为“腹高”。用直尺来测量三种不同坐姿的腹高，分别测得 A、B、C 三个不同的高度值，用来估算腹腔内脏被压缩的程度（图 1-2-14）。结果如下：

端坐位时的腹高为 OA=45cm，驼背坐位时腹高 OB=34cm，前倾坐位时腹

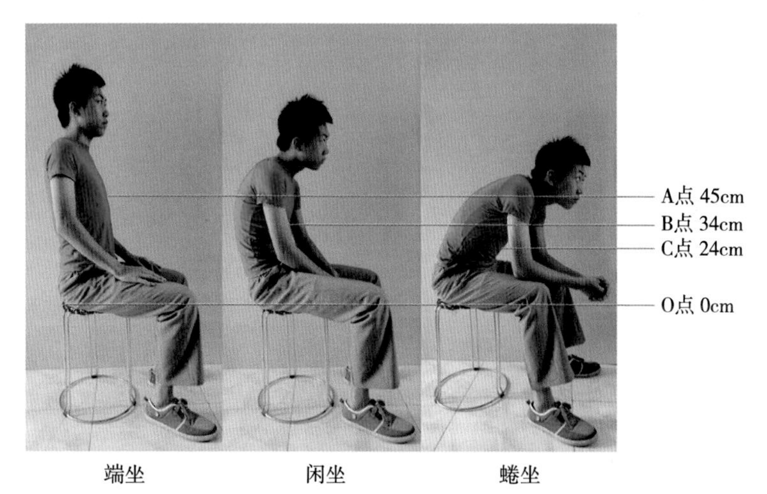

图 1-2-14　不同坐姿与腹高改变

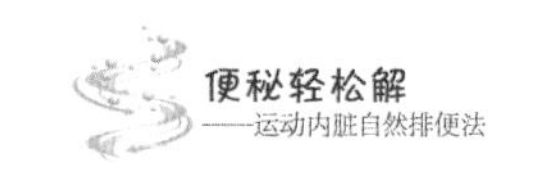

高为 OC=24cm。

由此可见，端坐位与驼背坐位时的腹高相差 11 厘米（OA － OB=11cm），与前倾坐位相差 21 厘米（OA － OC=21cm）。腹高在不同坐姿下缩短的厘米数，可粗略估算出腹腔肠道受压缩的程度。

（2）腹腔容积与腹压变化

随着人们坐姿的改变，人们腹腔的状态也有所变化。每当人们坐姿放松时，腰椎也处于放松状态，并且向前弯曲，让人们的“腹高”不同程度变短。胸腔有胸廓的支撑，难以被压缩，唯有腹腔柔软，容积可发生改变。放松的坐姿下久坐时，会使腹高缩短，腹腔容积与腹腔压力也随之变化。而腹压与腹腔容积成反比，腹腔容积不同程度被压缩，腹压就会不同程度升高，会让肠道受到持续性的压迫。

（3）压力与循环

肠道受到挤压，循环阻力增大，使微循环（毛细血管中的微循环）受限，肠道供血不足。久而久之，就容易导致大量肠道细胞因缺血而进入休眠状态，影响肠道的生理功能，使肠道蠕动功能减弱、肠液分泌减少，从而引起粪便干硬、便意淡漠、排便困难等症状，引发功能性便秘。

（4）不健康的坐姿对健康的伤害

例：吉先生，51 岁，原任肉食加工场屠宰员，身高 1.85M，体重 95kg。吉先生体质好，气力足，曾经负重 200kg 都很轻松，但他有个喜欢盘腿蜷坐的不良习惯，而且每天一坐就是几个小时。盘着腿，弯着腰，这是一种压迫内脏最重，容易让脏器严重缺血的不良坐姿。就是因为经常采用这样的坐姿，让吉先生 29 岁就患上了习惯性便秘，开始患便秘时便程长，排便用力也越来越大。在 35 岁以后，吉先生先后患上了高血压、胃溃疡、脑动脉硬化、糖尿病、前列腺增生等疾病，可以说是集多病于一身。42 岁后开始频频住院，体重也猛增到了 120kg，46 岁之后诊断出了糖尿病并发症、脑梗，50 岁时视物模糊、偏瘫，生活无法自理。

虽然这是比较特殊的案例，但坐姿的问题确实不可小觑。目前，喜欢驼背坐着的人比较普遍，自从进入信息时代以来，许多人在电脑前就是呈“C”

样蜷坐着的。腹腔内的脏器经常被挤压得很小，容易使某些部位的细胞供血不足。而且这样不健康的坐姿常常一坐就是几个小时，很可能成为罹患便秘的自身因素之一。

2. 当心肠缺血

久坐时腰椎放松，就几乎将上半身的重量全部压在了腹腔脏器与肠道上，加重了肠道间的相互挤压，容易使肠细胞供血不足。长期保持这种坐姿，排便时若还选用挤压排便的方式，就会承受更大的压力，很容易导致肠缺血。

（1）肠道缺血

肠道缺血是由于动脉灌注受阻，静脉回流阻塞，或灌注不足，微循环不能畅通引起的。肠道缺血会严重危害健康，轻者影响肠道功能，重者引发肠坏死，危及生命。

①影响肠道功能

轻度肠道缺血，会影响肠道细胞的生理功能，使肠道蠕动功能下降，肠液分泌减少，粪便移动缓慢，甚至影响神经传导功能，是罹患功能性便秘的主要自然因素。

②小肠缺血

由于肠系膜受压或肠系膜血管阻塞，致使小肠持续性缺血，会影响消化吸收功能。临床上常常表现为会引起餐后腹痛，特别好发于老年人。

③缺血性结肠炎

长期持续性的肠道缺血，可能会累及结肠，引发缺血性结肠炎。临床表现为突发性腹痛和鲜血样便，常伴有肠系膜上动脉（SMA）或肠系膜下动脉（IMA）分支阻塞。

（2）直立着的大肠

用力挤压式排便时强力挤压腹腔会使腹压增高，不良坐姿久坐也会促使腹压持续性升高。腹压越高，毛细血管就被挤压得越严重，肠道细胞缺血也就会越来越严重。尤其是走向多变的结肠，在受压时首当其冲。无形中被迫充当着支撑腹压的“支柱”的，主要是升结肠、降结肠和直肠。然而这些直立着的肠道，其实根本顶不住腹腔内的强大压力，而且与其他器官相比，被挤压得更严重，缺血的情况也更严重。肠道内休眠的细胞越多，生理功能就越差，既是因缺血而导致功能变差的重灾区，也是大肠恶性肿瘤的多发区。据文献统计，这几个垂直走向的结肠区段恶性肿瘤的发病率，占到了大肠癌总发病率的 85%（图 1–2–15、图 1–2–16）。

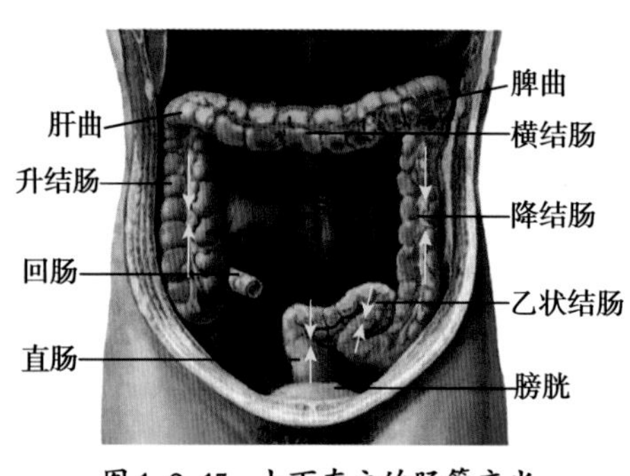

图 1–2–15　上下直立的肠管充当支撑上体重量的抵柱

这些直立走向的肠管，根本顶不住强大的腹腔压力，反而成为肠管缺血的重灾区。

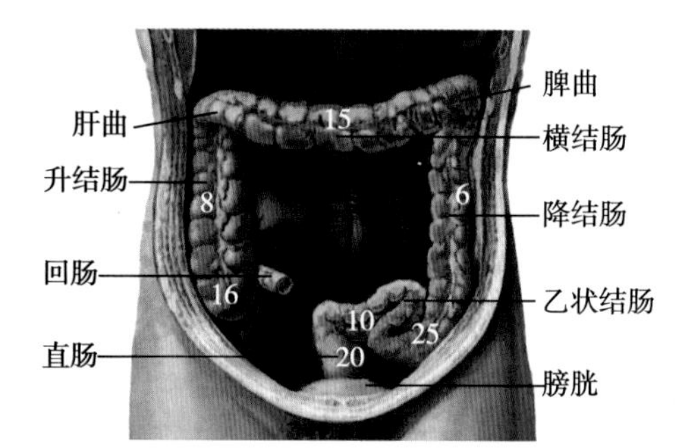

图 1–2–16　散发的大肠癌的分布状况（%）

其中以升结肠 24%、乙状结肠 30%、直肠 20% 最高。

第三节　标本兼顾摆脱便秘

据文献统计，我国有将近 60% 的人罹患便秘，在中老年人群之中，86% 的人患有不同程度的功能性便秘。

一、摆脱便秘的基础理念

（一）便秘的医学分类

出于治疗目的，中医学与现代医学，都将便秘进行了必要的分类，以便采用不同的治疗方法来进行治疗。

1. 中医学中便秘的分类

中医学历史悠久，并且至今都在不断的发展。因此对于便秘的论述，就更加的充分和详细。由于在几千年来的发展进程中门派林立，各派系对于便秘都有独特见解，分类方法也不尽相同。为了简便论述，根据病因病机分类，我们主要介绍四种便秘：热秘、气秘、血秘、寒秘。

（1）热秘是燥热内结导致的便秘。粪便干燥坚硬，常伴有腹部胀满、口干口臭的症状。

（2）气秘是气机郁滞或气虚导致的便秘。排便困难，排便次数减少且无规律，时而伴有排便不尽感，常与肠道生理功能减退有关。

（3）血秘（血虚秘）因阴血不足，肠道失润导致的便秘。表现为血虚而肠道干涩，排便动力不足，便意淡漠，常与腹内血行不畅，气血虚亏有关。

（4）寒秘是伤于阴寒、阳虚不运所致的便秘。表现为大便困难、腹中冷痛，常与他脏疾病有关。

2. 现代医学中便秘的分类

现代医学将便秘分为功能性便秘、药源性便秘和器质性便秘三类。

（1）功能性便秘：老年人的发病率较高，可能为多因素影响，是由肠道生理功能障碍引发的便秘。

（2）器质性便秘：是由脏器的器质性病变（如消化道疾病、内分泌代谢疾病）引起的便秘症状。

（3）药源性便秘：顾名思义是因药物副作用引发的便秘，停药后消失，只是一过性的临时现象。

许多朋友喜欢拿自己的状况与医学分类比对，想看看自己属于哪一类便秘。其实这种探讨大可不必，因为医学上的分类，可以说是专门让医生们用于临床，对患者的情况进行辨证和分类治疗的。换而言之，这些医疗的分类方法，是人们求医时，医生们需要遵循的准则。而我们自身能够直接化解肛门“别劲”，改善排便方法，可以直捣便秘根源，完全可以不理会这些医学分类。不然很容易就会不知不觉间陷入表面自医，实则仍然是求医的过程。尤其在已经确诊的情况下，再来一轮求医的过程，实在是浪费时间、耽误康复。

（二）摆脱便秘的要领

功能性便秘的实质，多是由不良的自身因素与体内的自然因素不断叠加，双重影响下加重了肠道功能障碍所引起。功能障碍的程度不同，排便困难的程度就不同，康复的方法与过程也有区别。

1. 功能性便秘的主要表现

①每周排便少于三次；②排便费力；③粪便呈块状或者干燥坚硬；④有时需要采用相关方法帮助才能排便；⑤不服用缓泻药（或选用灌肠的方式）几乎没有软便；⑥时有排便不尽的感觉。

2. 功能性便秘轻重程度的划分

不同的程度，需要不同的康复过程与方法。一般情况下，功能性便秘可分为以下三种程度：

（1）轻度：符合以上（功能性便秘主要表现）两项者，为轻度功能性便秘。

（2）中度：符合四项者为中度便秘。

（3）重度：符合六项以上者为重度便秘。

以上即是人们普遍认知的三种程度分类，而笔者认为还可再归纳一种超重度：功能性便秘的主要表现全部出现并且症状顽固者，则是超重度便秘。

3. 重在标本兼顾

摆脱便秘需要标本兼顾。治标，是先采用相关治疗方法来化解便秘的各种症状，保障能够尽快的正常排便；治本，则重在克服肛门“别劲”与挤压排便的困扰，旨在从根本上摆脱便秘。

（1）便秘的标与本

每种便秘，都表现出许多症状，症状为标。

每种症状的背后，都有发病的病因和根源，根源为本。

便秘的标与本，都与自身因素的影响有关，都需要由患者自己来解开自身的“结”。实践证明，摆脱便秘既需要化解关键性的便秘症状，也要重视从根源上阻碍排便的自然因素。

（2）康复重点

水有源树有根，截源则水竭，斩根则树枯，乃“治病必求于本”之理，康复便秘也不例外。由于轻度与中度便秘尚未严重损害肠功能，只要坚持采用“自然排便法”，即有望摆脱便秘，并可望不再复发。而重度与超重度便秘患者的肠功能已受到严重损伤，则需要坚持采用自然排便法的同时，还需要通过相关动作逐渐恢复肠功能，标本兼顾才能尽快摆脱便秘困扰。

在本书之中，我们将自然排便的诸多方法与技巧集中在了第二章描述，本节涉及的一些自然排便法的有关方法与技巧也可参照见于第二章之中的相关内容，在这里就不重复阐述了。届时阅读过第二章列举的自然排便法之后，如有疑问或是见解，也欢迎您与作者进行共同探讨。

4. 放弃用力挤压式排便是摆脱便秘的保障

用力挤压式的排便方法，一直在危害人们的健康，既是罹患便秘的强力推手，也是摆脱便秘的最大障碍，还是引发各种心脏疾病、肝脏疾病、肺病、肾病、消化系统疾病、泌尿生殖系统疾病的幕后黑手。许多便秘患者都在千方百计地寻求治疗，却根本不见好转，有时反而越来越严重，其根本原因之一，其实就是因为在日常生活中始终没有放弃用力挤压式排便的习惯。人们常常是一边治疗便秘，同时又还是使用用力挤压式排便的方法来加重便秘。犹如抽刀断水，自然不得要领。在罹患便秘的人群之中，绝大多数便秘的症状，都是由挤压式排便的损伤造成的。挤压的力度越大，便秘的症状发展得越快。抛弃用力挤压式排便，是摆脱便秘的关键，用力挤压式排便不除，便秘就可能永远无法康复。

5. 坚持自然排便是摆脱便秘的关键

自然排便法，既可以用来排解便秘的症状，又可以用来康复功能性便秘，还能通过改善内脏血液循环的方式来化解久坐可能引起的各种损伤。

诸多的运动排便方法（特别是拔、抻等排便动作），可直接缓解肛门“别劲”的状态。不仅能够促进自然排便，还可以扩展腹腔容积，降低腹腔压力，改善内脏微循环，提升肠道细胞供血，有利于促进肠道生理功能的恢复。

操作排便法，是用手指触碰相关的敏感部位，主要针对便行不畅与各种排便问题。

寻求便意，也是摆脱便秘困扰的有效方法。许多便秘患者，就是因为便意淡漠而无法实现排便。掌握寻求便意的方法，可以让人们做到无便意排便，从而把握排便主动权。而在生理性便意恢复正常后，就能基本摆脱便秘的症状，趋于康复了，堪称是摆脱便秘的关键步骤之一。

采用自然排便法排便的过程，实际上是一边排便，一边运动肠道，实施肠道按摩与保健运动的过程，是促进便秘康复的有效方法。

6. 改善肠道供血有助于康复

保证肠道细胞的供血充足，可以为摆脱便秘打下良好的基础。

（1）促进肠道生理功能

自然排便法的各种拔、提动作可以大幅度牵动肠道，且与腹腔内脏的生理功能紧密相关。只要采用拔、提等动作，五脏六腑都会随着一起运动，让肠道在拔、提等动作的运动中变化形态，产生机械牵拉的效果，促进肠道平滑肌的兴奋过程，以此改善肠道蠕动功能，促进粪便移动。有望通过促进肠液分泌来润滑肠道，也使粪便不再异常干硬，而让粪便的移动与排出都变得更加顺畅。因此对于摆脱便秘，适当的运动具有重要的意义（图 1–3–1）。

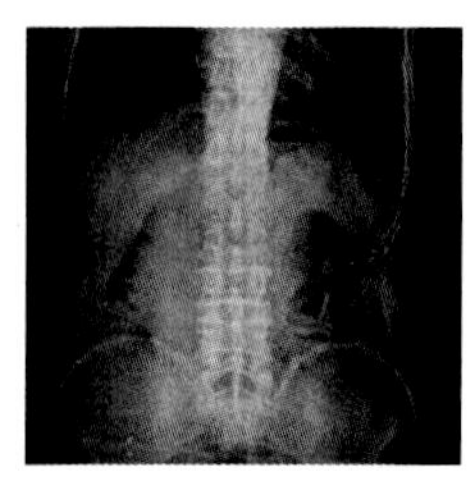
①静止时

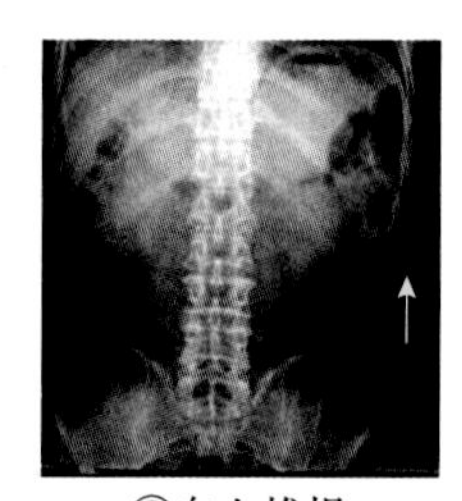
②向上拔提

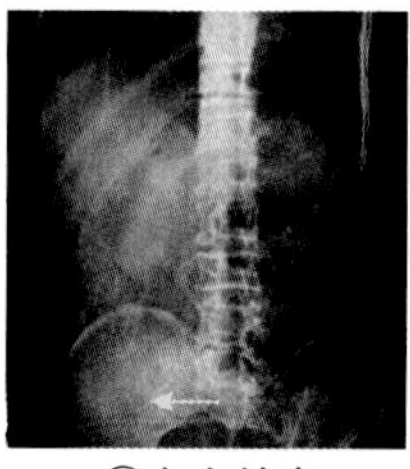
③向右抻牵

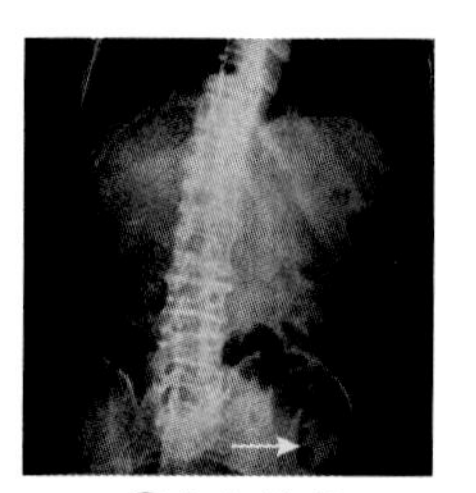
④向左抻牵

图 1–3–1　进行自然排便法时内脏的位置

（2）改善肠道微循环

毛细血管对于环境压力的变化比较敏感，所以我们可以通过自然排便法的相关动作，直接改变腹腔压力，来促使内脏毛细血管舒展或闭合，从而操控并改善肠道微循环。通过疏通微循环，可以拯救肠道的休眠细胞，还可能逐渐促使处于休眠状态的肠道神经细胞复苏，恢复其传导反射功能，而逐步找回正常的生理性便意。经常疏通肠道微循环，改善肠道细胞供血，也是摆脱便秘的根本方法之一。

7. 好习惯有益于便秘康复

人们为应对便秘，积累了许多行之有效的经验，比如主食不宜过于精细啦，多吃蔬菜水果啦，适当多吃一些富含油脂的食物，还有晨起多饮水、适当体力活动、按摩腹部、规律作息、保持心情舒畅、禁食石榴等富含鞣质的食物等诸如此类的知识。

我们采用自然排便法排便时，既可以应对干硬粪便，也有望实施无便意排便，使某些引发便秘的自然因素得以化解。为此，人们可以重新考量一下，以往的这些经验之中，哪些是有益的，哪些是无关的，哪些是不利的，建议如下。

（1）晨起饮水，不仅润肠，也有益内脏健康；适当进行体力劳动和健身活动，可以防止久坐带来的危害；多吃蔬菜、水果、粗粮，增加食物纤维，可防止粪便过于干硬；生活要有规律，并且保持心情舒畅。以上都是摆脱便秘的正常需要，建议尽量为之。

（2）主食是否过于精细，是人们生活习惯的需要，对于摆脱便秘并不重要；按摩腹部，意在促进粪便移动，人们可以用相关的运动方法替代；忌食石榴、柿子，是因为它们果皮之中富含鞣质，只要不吃皮就行了，但也不能多吃。选用自然排便时，以上的一些事宜，既可为，也可不为。

此外，有些朋友们选择了多吃主食，以使粪便达到“足够的量”，来诱导便意、促进排便的方法，其实是有待斟酌的。毕竟进食的热量过多会造成体重增加，也是遗患无穷。同理，有些朋友选择多吃一些富含油脂的食物，以保证粪便移动顺畅的方法也有待商榷。高热量的油脂，常常会给内脏增加代谢负担，带来健康危害。人们可以采用寻求便意等相关方法来促进粪便的移动与排出，多吃主食与富含油脂的食物的方法，大可不为。

康复便秘要从根源入手

二、及时化解各种便秘症状

摆脱便秘，需要从逐一化解便秘的症状做起，将重点放在克服排便周期过长、粪质干硬、肠道干涩、排便困难、便意淡漠等几个主要方面。只要解决各种便秘的症状，让人们不再依赖泻药与灌肠，能够实现每天正常排便，摆脱便秘就指日可待。现将主要症状与应对方法，简介如下：

（一）排便周期长、无规律

【主要症状】排便次数明显减少或无规律，每次排便间隔3天以上。

【潜在病因】①肠道蠕动功能减退，粪便移动缓慢；②经常憋便，引发功能性减退；③妊娠，胎儿占位；④腹腔有占位性病变。

【应对方法】坚持每天晨起寻便、早饭后寻便，方法如下：

1. 顺转腹腔：挺胸坐直，将脐部收拢，沿粪便排出路线（图1-1-4），顺时针转动腹腔肠道（图1-3-2）。动作要缓慢而有力，转一圈同时呼气，再转

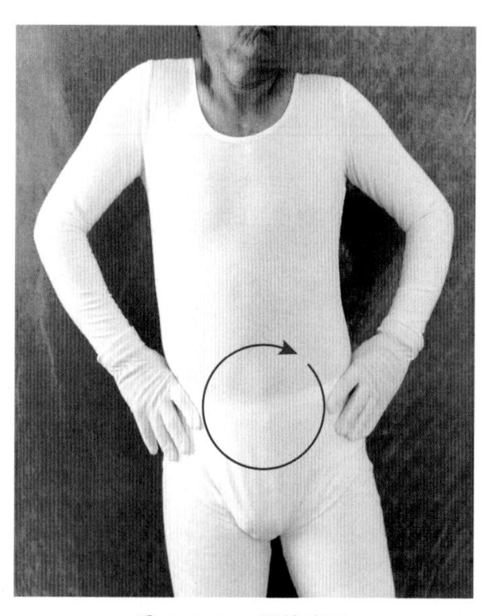

图 1-3-2 顺转腹腔

由腹肌、胸廓与腰椎配合心口窝，从左肋向下、沿下腹向右、沿右腹向上、经胸口向左，回到原处转一圈。

一圈同时吸气，反复转动 60 圈。

2. 顶肋左拔：是将左肩尽量向上拔提到最高处，右肋尽量向左横顶到底，以牵动肠道，促进排便的方法。动作以胸廓、左肩、腰椎、腰肌与腹肌配合（图 1-3-3）。

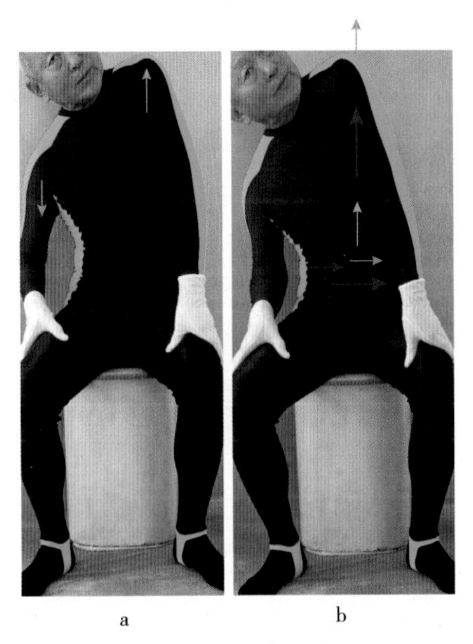

a　　b

图 1-3-3　横顶左拔

a. 将左肩上拔到顶，右肩下沉到底。b. 腰椎协助右肋向左横顶到底；同时由腹肌与左肩配合心口窝尽量向上拔提到极限处。

动作分为两步进行：①将左肩尽量向上拔到最高，右肩尽量向下沉到底；②腰椎协助右肋缘向左肋方向横顶，要尽量向左顶。同时由左肩、胸廓与腹肌协助心口窝，尽量向上拔提，要拔提到极限处，以使直肠延展。动作持续 5~8 秒钟，动作时呼气，还原时吸气，可反复进行。

【作用原理】通过左肩上拔到顶的动作牵动肠道上提，借助其引起的机械性刺激来改善肠道平滑肌生理功能，促进粪便移动，引发便意，以实现排便过程。右肋尽量向左顶以使下腹向左延展，促使乙状结肠拉伸，有利于粪便移动与排出。

【备选方法】抻中腹、纳串骶部（“串法”详解见 P79“三个基本快动作方法”部分内容）、拔摆直肠区、慢转结肠。

（二）粪质干硬、肠道干涩

【主要症状】粪便粗糙、干硬，难以移动与排出

【潜在病因】①肠液分泌减少，肠内干涩，粪便移动阻力增大；②肠道蠕动功能减退，粪便移动缓慢。

【应对方法】

1. 顶肋左拔：方法请参照上文（图 1–3–3）的相关动作。

2. 顶肋右拔：是将右肩尽量向上拔提到最高处，左肋尽量向右横顶到底，以牵动肠道，促进排便的方法。动作以胸廓、左肩、腰椎、腰肌与腹肌配合（图 1–3–4）。

动作分为两个步骤，首先将腰椎挺直，然后：①将右肩向上拔到顶，左肩向下沉到底；②腰椎协助左肋缘向右肋方向横顶，要尽量向最右顶。同时腹肌协助心口窝用力向上拔提，要拔提到最高处，以使直肠延展。动作持续 5~8 秒钟，动作时呼气，还原时吸气，反复多做几次。

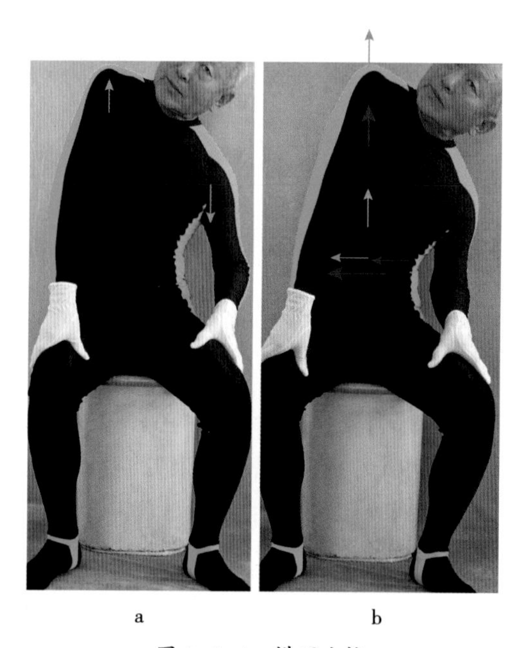

图 1–3–4　横顶右拔

a. 将右肩向上拔到顶，左肩向下沉到底。b. 腰椎协助左肋向右横顶到底；同时腹肌与右肩配合心口窝向上拔提到极限处。

3. 慢转结肠：请参照图 1–3–5 的相关动作。

【作用原理】通过拔顶动作牵动肠道，引起机械性刺激，以改善肠道平滑肌生理功能，促进粪便移动，引发便意，以实现排便过程。

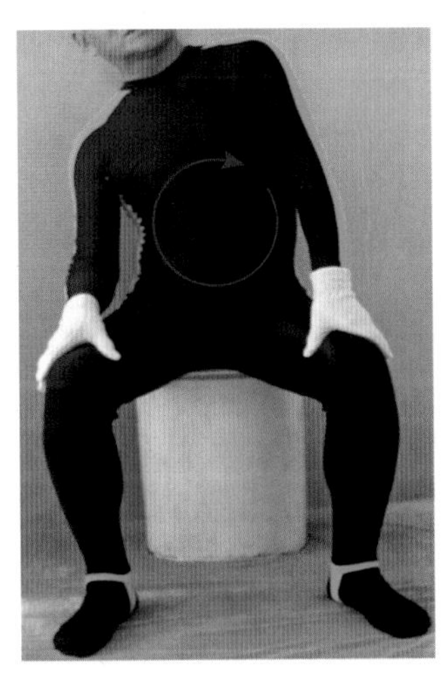

图 1–3–5　慢转结肠

【备选方法】顺转腹腔、拔摆直肠区、下腹右抻左溜、拔腹收肛。

（三）排便困难

【主要症状】排便乏力，粪便干涩，难以排出。

【潜在病因】①肠道蠕动功能减退；②排便动力不足；③肠液分泌减少；④便意淡漠。

【应对方法】

1. 采用“顶肋右拔”（图 1–3–4），促进粪便排出。

2. 采用“拨秘点按弹寻便法”（图 1–3–6），增强排便动力，促进粪便排出。

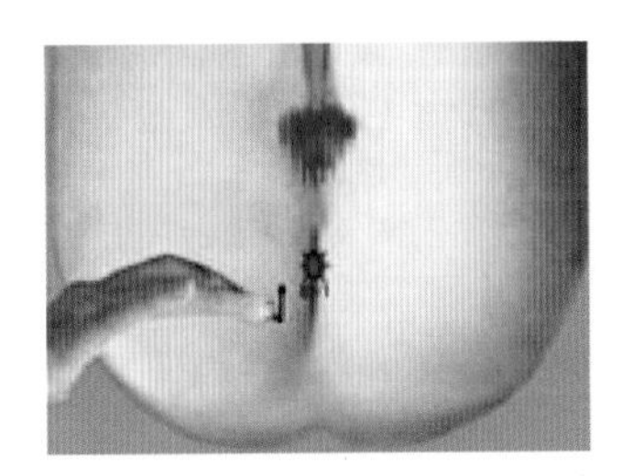

图 1–3–6　拨秘点按弹寻便法

3. 采用"顶肋左拔（图 1–3–3），促进排便。

【作用原理】通过拔、提等动作产生的机械牵拉，促进肠道蠕动功能，将干硬粪便排出，化解排便困难。

【备选方法】拔溜直肠区、慢转结肠、拔抻下腹、抻中腹。

（四）缺乏便意

【主要症状】缺乏便意，无法实现排便，有时伴有直肠坠胀感。

【潜在病因】经常憋便，致使直肠壁压力感受器感觉阈限升高，或在排便时频频过度用力，使神经反射迟钝，便意感觉逐渐淡漠。

【应对方法】

1. 采用"下腹右抻左窜"寻便（图 1–3–7），方法是：①以腰椎为主导，右肋配合，沿下腹向右持续抻牵；②在抻牵状态下，髋部向左移使腹肌移向左侧，驱动腹肌配合心口窝沿左下腹垂直向上窜，动作要有突发性与震撼感，窜到尽头处要稍作持续，以增强上窜效果，然后还原；③按照前面方法再窜一次，还原；④再窜一次，还原。请大家把整套动作连续起来做一遍。

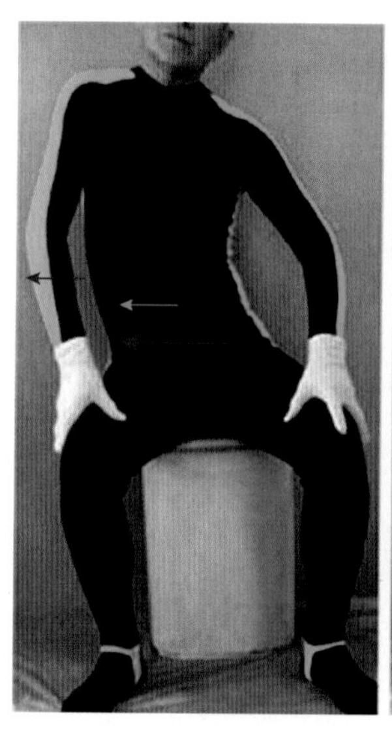

a.沿下腹向右持续抻牵

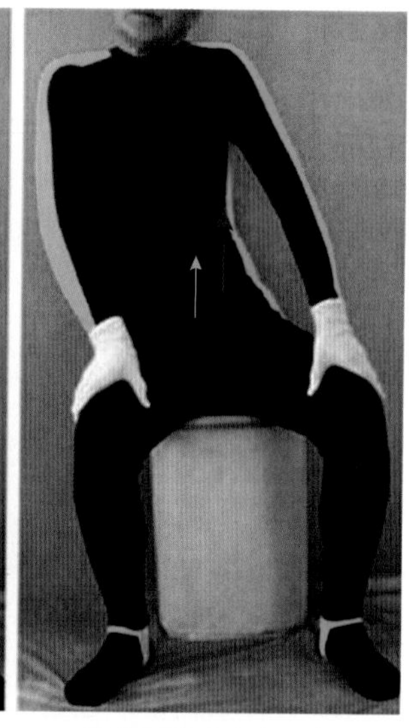

b.沿左下腹垂直向上窜动

图 1–3–7　下腹右抻左窜

2. 采用“拨秘点按弹法”寻求便意，方法是：将中指指腹固着于同侧拨秘点上，以中等力度按下去，稍停约 1 秒钟，然后突然快速抬起（图 1–3–6），以使这种反跳动作促进便意产生。

3. 慢转结肠：请参照图 1–3–5 的相关动作。

4. 寻便组合：是采用“下腹右抻左窜”与“拨秘点按弹法”两个动作各做 3 次，交替寻便的方法。

①“拨秘点按弹法”（图 1–3–6）做 3 次，每次间隔 2~3 秒钟；②“下腹右抻左窜”做 3 次，每次间隔 3~5 秒钟。

两种方法交替进行，直至便意出现，实现排便。

【作用原理】本方法可以反复操作，适用于轻度、中度与重度便秘患者寻求便意使用。

“下腹右抻左窜”的作用原理是右抻以延展乙状结肠，便于粪便移动与排出；左窜可以提升并改变乙状结肠形态，促进粪便移动与排出。动作的突发性与震撼感，是为了激发结肠神经反射而引发集团蠕动，引发便意。

“拨秘点按弹法”的作用原理是弹按敏感部位，使之产生机械性刺激效果，有望兴奋直肠感觉神经，激发直肠壁压力感受器的兴奋过程，引发便意。本方法可以反复操作，适合中度与重度便秘患者寻求便意使用。

“慢转结肠”法有益于改善结肠供血、促进肠道生理功能，适合轻、中度与重度便秘患者寻求便意使用。

“寻便组合”法适用于重度便秘患者。

【备选方法】绕脐抻飞、下腹右抻左串、拔提左肩、拔腹收肛。

（五）排便不尽感

【主要症状】每次排便之后，仍然有便留在肛管的排便不尽的感觉，难以排尽残便或难以摆脱残便感。

【潜在病因】多为直肠壶腹残便不断刺激肠壁，引起的一种“残便感”。原因是常常用力挤压式排便使直肠下展，处于低位的一部分粪便，残留于直肠壶腹的下突部位之内，让人产生不舒服的残便感（图 1–3–8）。

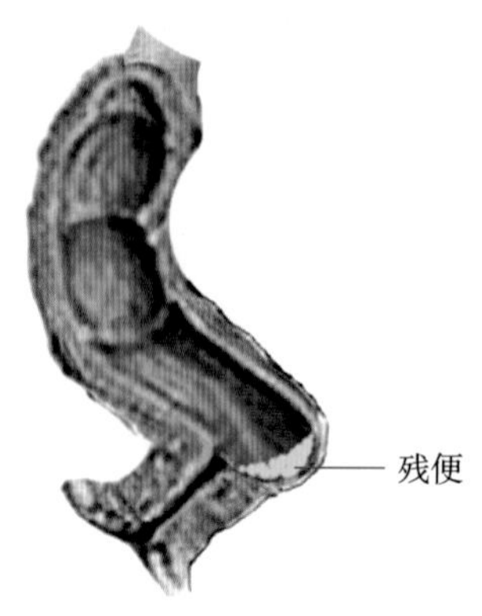

图 1-3-8　排便不尽感

【应对方法】克服方法是：在排便结束时，采用“拔提直肠区”（图 1-3-9），同时配合“右扭髋加力”（图 1-3-10），并同时收拢下腹，以将直肠底部尽量提升，配合以扭转肛管，促使残便排净，摆脱排便不尽感。

【作用原理】通过拔提直肠区，使直肠位置提升，并由于机械作用促进肠道蠕动，加之扭髋改变直肠与肛管之间的角度与形态，促使残便排出。

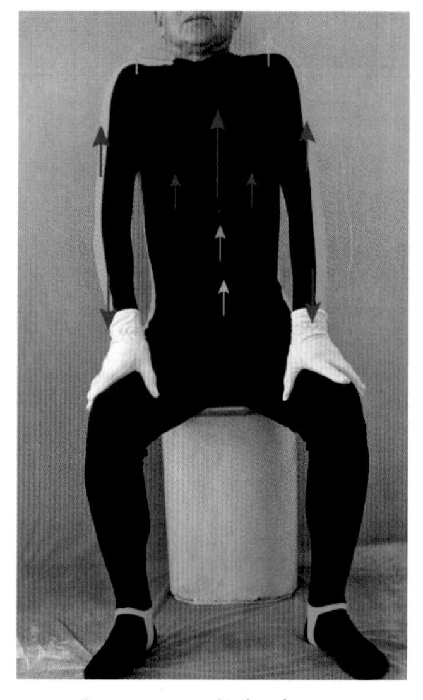

图 1-3-9　拔提直肠区

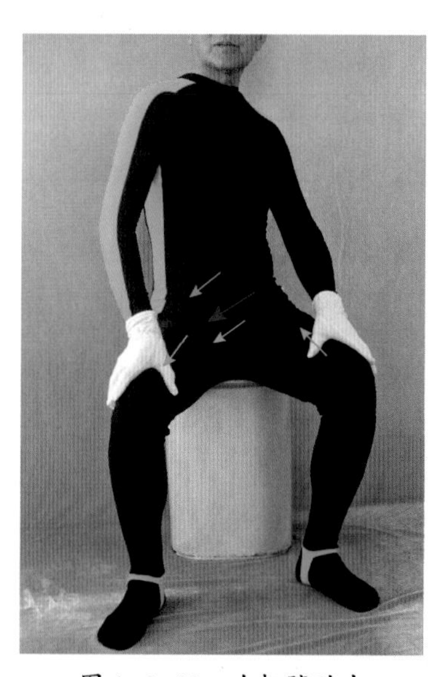

图 1-3-10　右扭髋助力

（六）塞便

重度便秘的患者，会经常出现“塞便”的症状，严重困扰着患者的生活。如何做到及时而有效地化解塞便症状，是摆脱便秘的重要手段之一。

塞便，是便秘症状之中最凶猛的“拦路虎”，要掌握“伏虎”的方法，才能排解塞便，而有望降伏便秘。

所谓“塞便”，是指干硬的便块，塞住了肛门，难以排出。表现为：便块嵌在肛管部，内急坠胀、欲便不出，患者痛苦难当、坐卧不安，让人狼狈不堪、尴尬难耐。吃药、打针、灌肠均无济于事，只好求助于医生用手扣出，而且这种尴尬的情况还会反复出现。

掌握排解塞便的方法，是每个重度便秘患者必须掌握的基本技巧。人们如果能够顺利化解各种塞便症状的话，便秘也就不再可怕了。

1. 塞便的分类

医学上的分类，是出于临床诊断和辨证施治方面的需要，是专门给医生诊治便秘用的，我们用不上。我们需要凭自身感觉，采用既简单又实用的方法，将塞便分为“干硬型便块塞便”“颗粒型便块塞便”与“直－肛曲下突型塞便”三种。

当出现塞便症状时，不必紧张，只需采用排秘点、拨秘点等相关部位操作方法，就可直接将便块排出。患有肛肠疾病的朋友，可同时采用肛前调整点、肛后保护点等的操作方法保护病灶，避免痛苦。

2. 干燥坚硬型便块塞便的排解

【主要症状】粪便干燥、粗大而且坚硬，塞住肛门，是比较常见和普通的塞便现象。时间一久，常常造成肛门处闷胀难忍、痛苦难当的感觉，似乎不管怎样努力，都根本无法排出。有时会伴有腹痛或者内急难忍、肛门胀痛感。一旦排便方法不当，极容易损伤肛部组织而引发各种肛肠疾病，甚至导致卫生间意外。

【潜在病因】干硬粪便与肛门“别劲”，是造成塞便的主要原因。粪便过于干硬，与肠道细胞大量处于休眠状态，致使蠕动功能减退、肠液分泌减少有关。经常憋便引起直肠壁压力感受器反射迟钝，或久坐等多种因素也可导致塞便。

【排解方法】以下常用的操作方法，可以从中任选一种：

（1）拔秘点单侧旋动法反复操作，配合“拔提左肩”与“拔提右肩”交替进行，将塞便排出。本方法适用于轻度与中度塞便（图 1–3–11）。

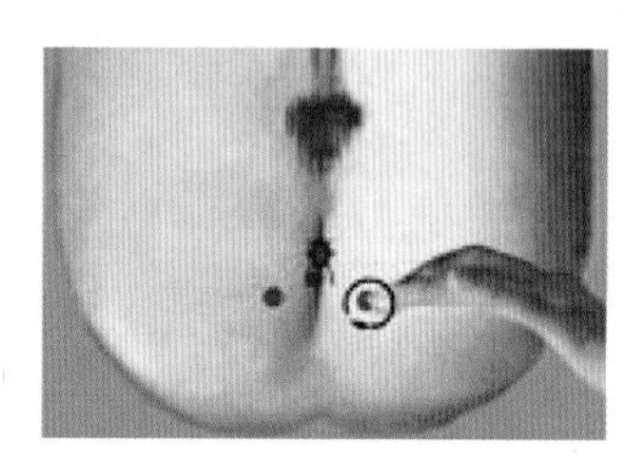

图 1–3–11　拔秘点单侧旋动法

（2）对应点双侧同步换位引牵法反复操作，配合“拔提直肠区”“左右扭髋”等排便动作，将塞便排出。本方法适用于重度塞便（图 1–3–12）。

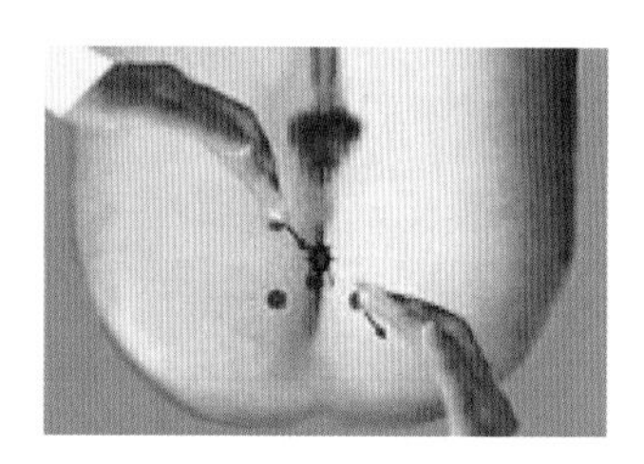

图 1–3–12　对应点双侧同步换位引牵法

（3）对应点双侧同步换位抻拔法反复操作，配合“拔提直肠区”“左右扭髋”等排便动作，将粪便排出。本方法适用于干硬而且粗大的便块引发的重度塞便（图 1–3–13）。

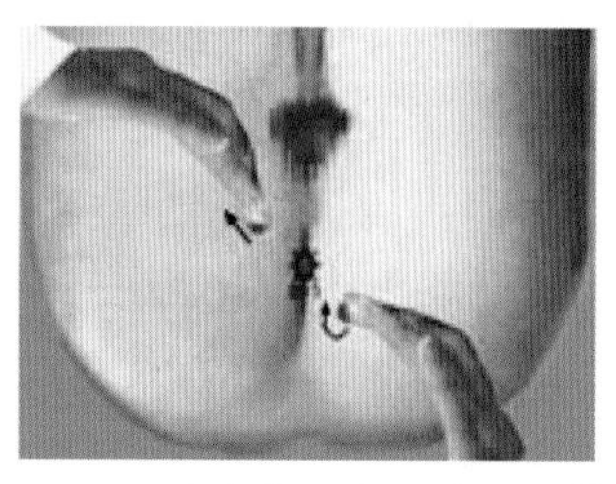

图 1–3–13　对应点双侧同步换位抻拔法

（4）排秘点双侧同步旋动法反复操作，配合“拔提直肠区”“左右扭髋”等排便动作，将塞便排出。本方法适用于重度塞便（图 1–3–14）。

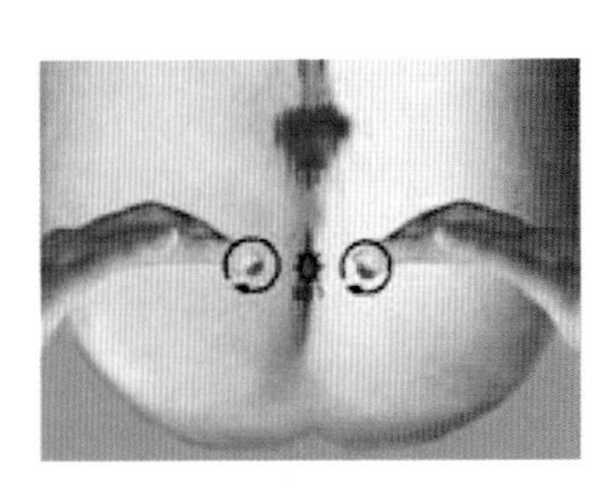

图 1–3–14　排秘点双侧同步旋动法

（5）拨秘点双侧同步旋动法反复操作，配合“拔提直肠区”“左右扭髋”等排便动作，将塞便排出。本方法适用于中度与重度塞便（图 1–3–15）。

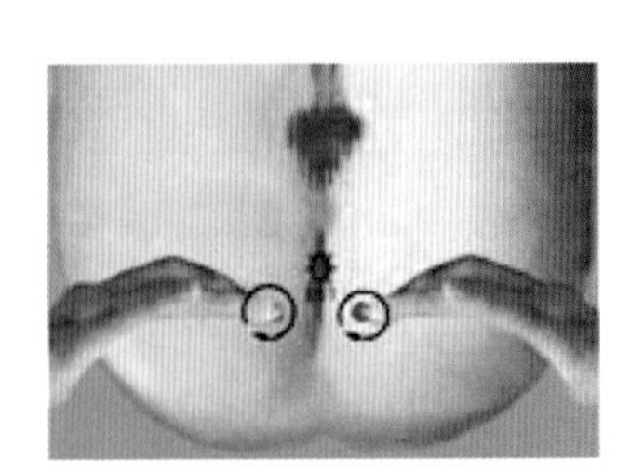

图 1–3–15　拨秘点双侧同步旋动法

【提示】操作时要用指腹，不要过度用力，以免引起肛门周围皮肤损伤。可与运动排便方法相互配合，单手操作可以与“拔提左肩”与“拔提右肩”等排便动作配合。双手操作时则需与“拔提直肠区”“左右扭髋”等排便动作配合，以促使干硬便块错落下行，逐渐排出。

3. 颗粒型便块塞便的排解

【主要症状】“颗粒型便块塞便”是指塞住肛门的便块，是呈颗粒聚集型的硬便。

【潜在病因】多为下腹腔供血不足，肠道持续性缺血，引起盆底痉挛综合征，久坐、坐姿不良者好发此病。由于大肠上下垂直走向的区段持续性受压缺血，引起结肠痉挛性蠕动，或大肠的分节运动异常亢奋，使粪便呈坚硬的颗粒状。

【排解方法】此类便秘，便块虽然坚硬干涩，却是由许多细碎的小颗粒组成。便块一般比较松散，可以任选一种操作方法，轻轻将颗粒状便块按开、搓碎后排出。

（1）排秘点按搓法

将中指指腹（也与无名指的指腹一起），固着在同侧排秘点上，轻轻按搓便块，促使便块散解变碎、变小，容易排出。也可左右手交替操作，效果更好（图 1–3–16）。

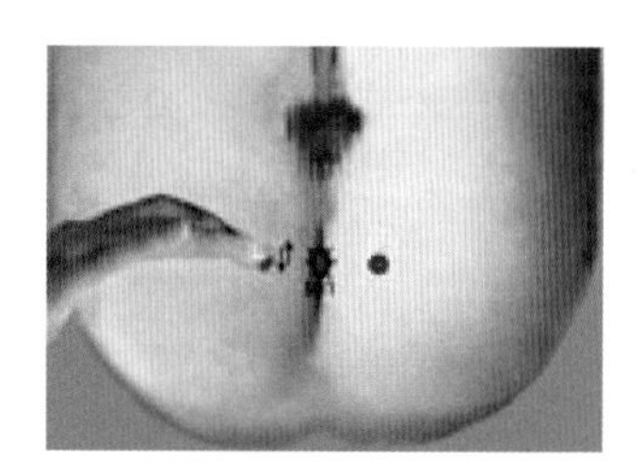

图 1–3–16　排秘点按搓法

（2）排秘点按拨法

用中指指腹固着于排秘点，轻轻按拨便块，让便块松散开，粉碎成豆粒状的小颗粒，以便相继排出。也可左右手交替操作，效果更好（图 1–3–17）。

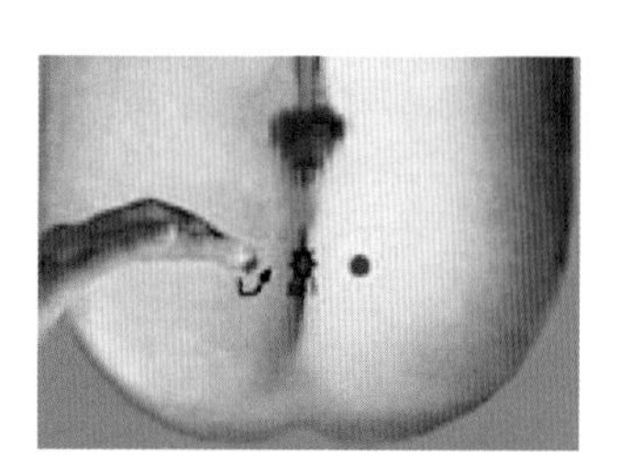

图 1–3–17　排秘点按拨法

【提示】肛周皮肤比较稚嫩，按搓、按拨排秘点时，用力要轻。有时遇到便块较硬，揉拨不开的情况也不要着急，更不要突然使用蛮力。可以换一下角度，也可以换另一只手操作，多种方法交替，以获得更好的效果。

（3）拨秘点按拨法

将右手中指指腹固着于同侧拨秘点上，向前下方斜方向拨送，使便块散开后排出。也可以左右交替，促使便块下移排出，完成排便动作（图 1–3–18）。

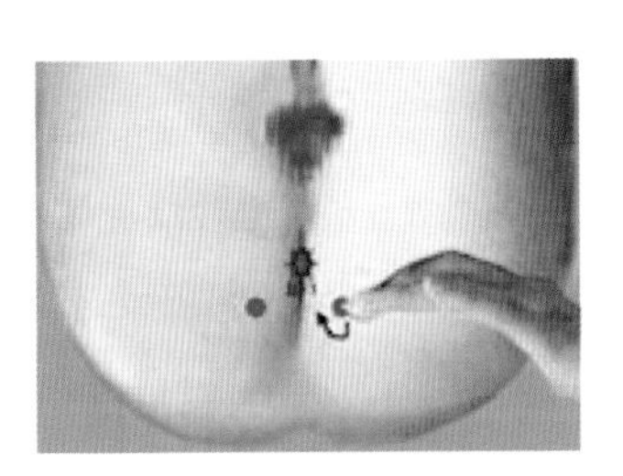

图 1–3–18　拨秘点按拨法

（4）拨秘点单侧旋动法

请参照图 1–3–11（P44），将右手中指与无名指，固着在同侧拨秘点上，轻轻旋动，促使便块散解变碎，逐渐下移排出。也可换成左手，以同样方法操作，或者左右交替，促使便块下移排出。

（5）对应点双侧同步换位引牵法

遇到难以完全揉碎的便块时，请参照图 1–3–12（P44）的相关动作方法与要领，将便块排出。

（6）对应点双侧同步换位抻拨法

遇到无法完全揉碎的便块时，请参照图 1–3–13（P44）的相关动作方法与要领，将便块排出。

4. 直肠前突型塞便的排解

“直肠前突”可由用力挤压式排便造成。直肠前突严重者，其突出部位常常会将便块迎头兜住，难以排出。需要使粪便脱离突出并引入肛管，才能排出。

【主要症状】直肠前突综合征，分为轻度、中度与重度三种。凡是采用挤压式排便的人们，大多数都有不同程度的直肠前突。其中，轻度与中度的直–肛曲下突者，基本上不影响排便，常常没有自我感觉。而重度的直肠前突患者，当干硬的粪便到达直肠时，则可能会引起患者的不适，而且排便极度困难。主要症状为腹痛，直肠部位有强烈下坠感，肛门胀痛难忍，便感强烈却欲便不出。使用灌肠及泻药反而会使症状加重，患者常有拒绝吃喝、坐卧不宁、寝食难安、精疲力竭的表现。

【潜在病因】由于用力挤压式排便的强力挤压，使干硬粪便的前端，不断冲击直肠壶腹，引起直肠下展，使直肠底部向前下方形成凹陷。严重者会造成直肠底部明显突出，突出部位形成“兜囊状凹陷”，将干硬的粪便卡在“兜囊”里牢牢兜住。人们越是用力挤压，粪便的头部就卡得越深，无法排出，给患者造成巨大的痛苦。而妊娠期妇女常具备以上发病的条件，故女性患病多于男性。

【排解方法】采用“肛前调整点按移法”，将便块引入肛管后排出。

方法是：收拢小腹，胸廓展开，心口窝尽量上提，以配合操作。将两指指腹置于肛前调整点上，慢慢上托、后移，让便块头部滑向肛门，再配合相关排便方法，将粪便排出（图 1-3-19）。

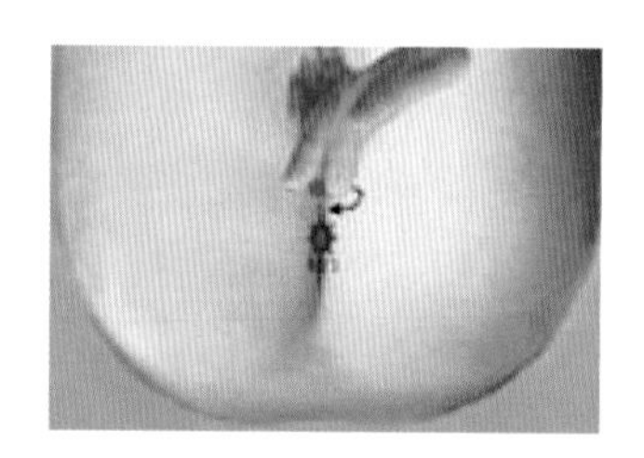

图 1-3-19　肛前调整点按移法

【提示】要用指腹操作，动作轻柔缓和，避免局部损伤。便块顺利排出肛门之后，可以采用拔提左肩，或者拔提右肩等运动排便方法，将粪便排出。

（七）药源性便秘的应对方法

【潜在病因】服用具有引发便秘的副作用的药物，而导致了便秘症状。

据文献记载，下列药物具有抑制肠蠕动等的副作用而可能引发便秘。

（1）胃肠解痉药中的阿托品、东莨菪碱等。

（2）抗高血压药中的氨氯地平、硝苯地平等。

（3）利尿药中的呋塞米等。

（4）各种含铝的制酸剂。

（5）精神与中枢神经系统疾病用药中的丙咪嗪、奋乃静、氯氮平、阿米替林、阿普唑仑、帕罗西汀、氟西汀、卡马西平、丙戊酸钠等。

（6）阿片类药物中的可待因、吗啡、阿片酊、阿片粉（片）、杜冷丁等。

【症状表现】来势凶猛，症状较重，停药消失。出现药源性便秘时人们可以不必停药，也不一定非要改换为其他药物，而可以采用“自然排便法”排便，配合相关的“操作排便法”，将干硬粪便排出。

【应对方法】以下方法，任选一种：

1. 拔提左肩，配合以右排秘点单侧旋动法（图 1-3-20、图 1-3-21）。

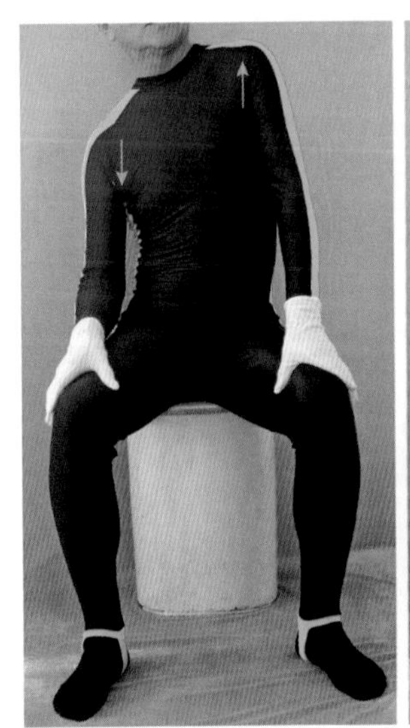

①提左肩

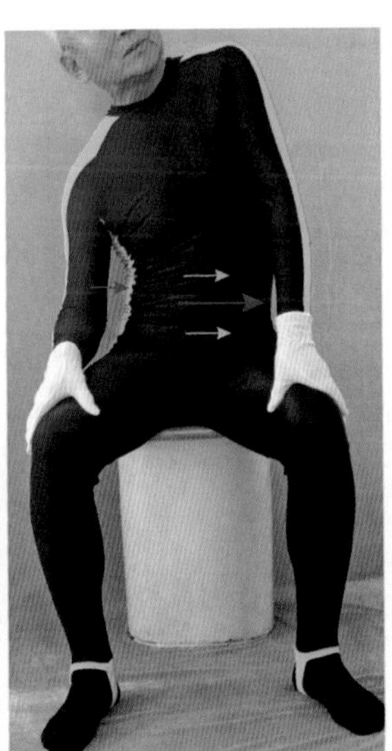

②收右肩

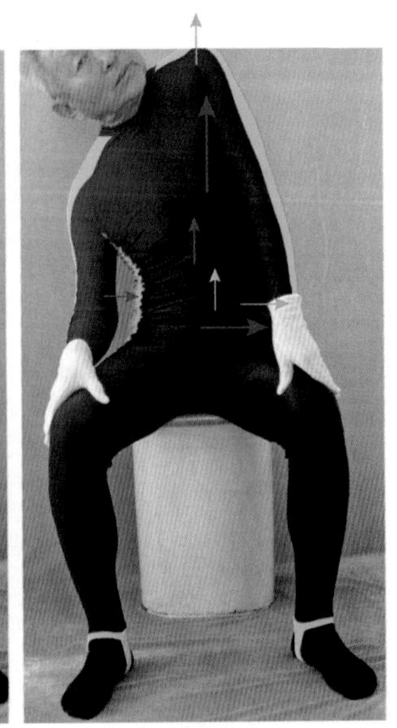

③拔提左肩

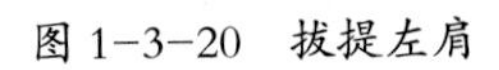

图 1-3-20　拔提左肩

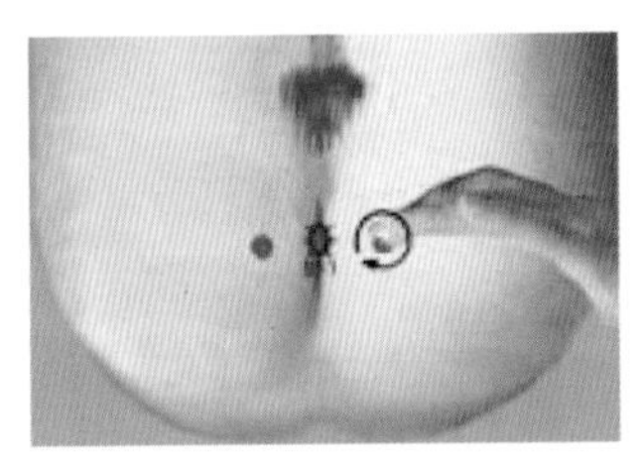

图 1-3-21　右排秘点单侧旋动法

2. 抻拔左下腹（图 1-3-22），配合“左右扭髋助力”。左扭髋助力与右扭髋助力（图 1-3-23）动作相同，方向相反。左右交替进行。

3. 交替扭髋（图 1-3-24），配合拨秘点双侧同步旋动法（图 1-3-14，P45）。

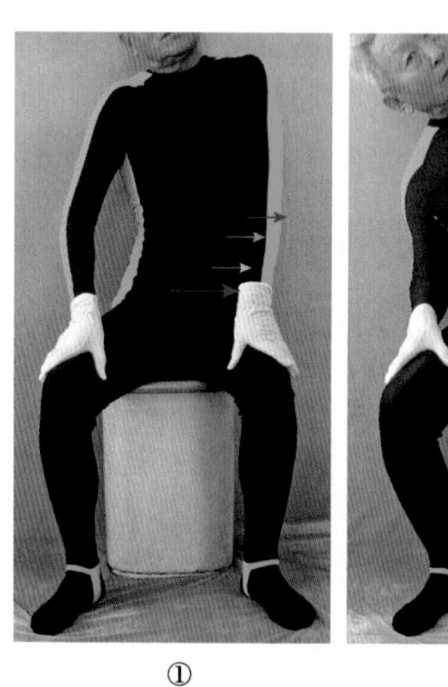

①

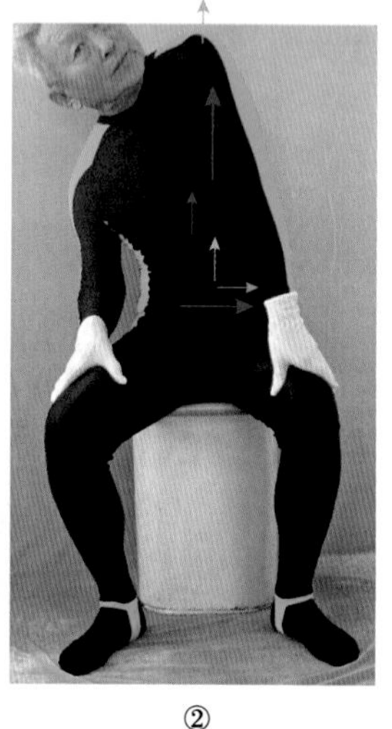

②

图 1-3-22　抻拔左下腹

①向左抻牵：由左肋带动腰椎与腹肌，向左抻牵到底。

②向上拔提：左肩、腰椎与腹肌配合心口窝，沿直肠区向上持续拔提。

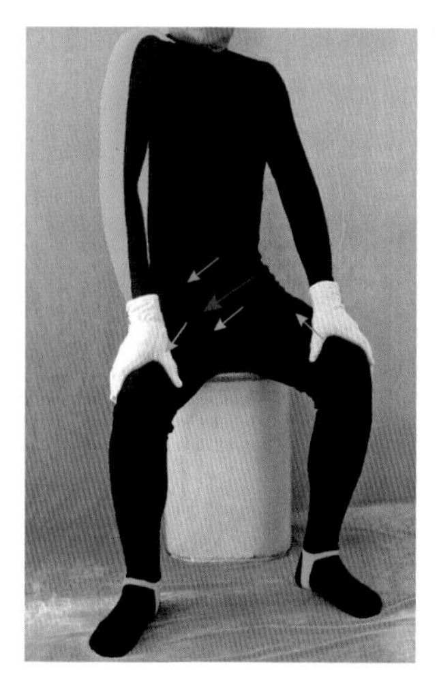

图 1-3-23　右扭髋助力

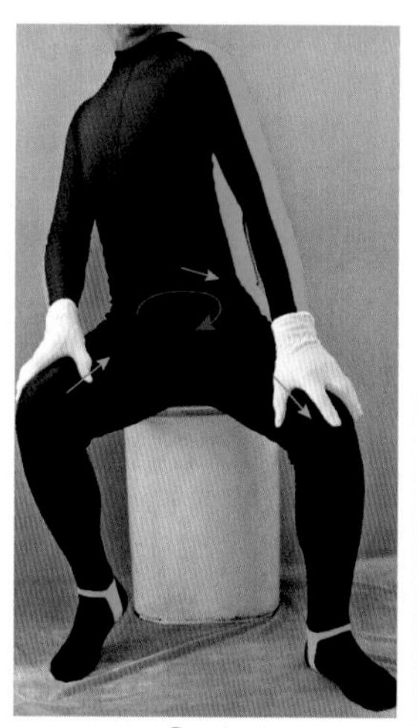

①左扭髋

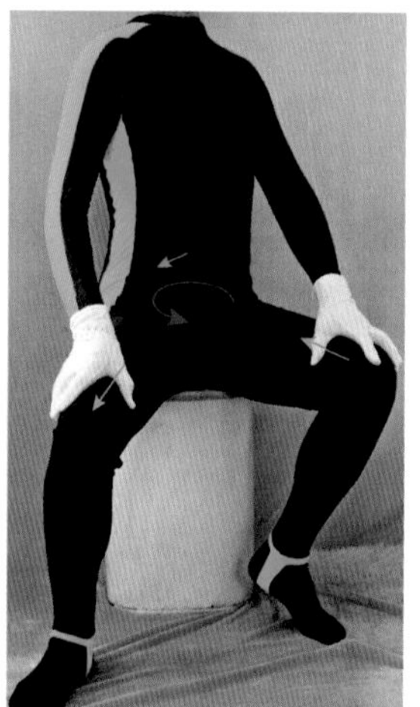

②右扭髋

图 1-3-24　交替扭髋

4. 拔提直肠区（图 1–3–9，P42），配合“对应点双侧同步换位抻拨法”（图 1–3–13，P44），将干硬粪便排出。

药源性塞便，是指由药物副作用引起的塞便。其特点是来势急、症状重，停药后逐渐好转。排解方法详见“塞便”。

【作用原理】通过拔、提等动作产生的机械牵拉，促进肠道蠕动功能，将干硬的粪便排出。

（八）化解妊娠便秘的方法

【主要症状】粪便干硬，便意淡漠，排便困难。

【潜在病因】孕妇怀孕期间，体内胎儿的不断成长会愈加压迫肠道，影响粪便的移动与排出，引发妊娠性便秘。

【应对方法】

1. 禁止采用用力挤压式排便，避免挤压胎儿，防止对胎儿造成各种损伤。

2. 坚持采用“自然排便法”排便，保证内脏供血与胎儿供血充足，呵护胎儿成长。

3. 配合“操作排便法”排解便秘与塞便。谨慎服用泻药，尽量不用灌肠，防止对胎儿造成伤害。

【方法选择】

1. 拔提直肠区（图 1–3–9，P42），配合以拨秘点双侧同步旋动法（图 1–3–15，P45）。

2. 交替扭髋（图 1–3–24），配合以对应点双侧同步换位抻拨法（图 1–3–13，P44）。

3. 拔提左肩（图 1–3–20），配合右排秘点单侧旋动法（图 1–3–21）；或拔提右肩（与拔提左肩动作相同，方向相反）和左排秘点单侧旋动法（与右排秘点单侧旋动法动作相同，操作位置在对侧）；或者以上两法皆配合左右交替使用。

4. 抻拨左下腹（图 1–3–22），配合“对应点双侧同步换位引牵法”（图 1–3–12，P44）。

（九）器质性便秘及其他

【主要症状】排便困难。

【潜在病因】多因肿瘤或者包块等病理产物占位，压迫肠道导致功能障碍，粪便移动受阻而引起的便秘。也就是说，此类便秘是因脏器器质性病变引起的一种症状，主要是指经临床诊断的下列疾病：

（1）各种肠癌。

（2）各种腹腔肿瘤。

（3）肝硬化腹水。

（4）肠粘连、肠梗阻。

（5）其他相关疾病。

【应对方法】

1. 积极治疗原发疾病，从根本上消除引发便秘症状的病因。

2. 弃用用力挤压式排便，减轻对肿瘤的不良影响，避免加重病情发。坚持采用“自然排便法”排便，保障内脏供血，提升内脏免疫力。

3. 采用“操作排便法”配合，排除各种便秘症状。

【方法选择】采用以下排便方法，应对占位引起的便秘：

1. 拔提左肩（图 1–3–20，P49），配合以右排秘点单侧旋动法（图 1–3–21，P49），或拔提右肩与左排秘点单侧旋动法，或者以上两法配合左右交替进行。

2. 抻拔左下腹（图 1–3–22），配合“左右扭髋助力”（图 1–3–23）。

3. 交替扭髋（图 1–3–24），配合以拨秘点双侧同步旋动法（图 1–3–15，P45）。

4. 拔提直肠区（图 1–3–9，P42），配合以对应点双侧同步换位引牵法（图 1–3–12，P44）。

（十）克服由憋便引发的排便困难

【主要症状】粪质干硬，便意淡漠，排便动力不足，排便困难。常伴有腹胀、腹痛、食欲不振等相关症状。

【应对方法】

1. 采用排秘点按弹法寻求便意（图 1–3–16，P46），实现排便。

2. 采用拨秘点按弹法寻求便意（图 1-3-15，P45），实现排便。

【如何应对憋便问题】如果经常憋大便，有时甚至在想排便时无法实现排便，好像把大便憋没了一样，久而久之，就会让直肠壶腹对粪便充盈感觉变迟钝，造成直肠壁牵张感受器敏感性下降，让便意的反射过程减弱，使排便的感觉越来越模糊。症状严重者，即使直肠内充满粪便，也没有明显的便意感觉，不仅容易引发便秘，还会损伤大肠健康甚至引发肿瘤。

应对“憋便”问题的措施有：

1. 人们一般都是在情况不允许的情况下才憋大便的，那么需要注意的就是，一旦情况允许，就要尽快排便，不可一拖再拖，要尽量不让大便在体内停留时间过长。

2. 经过憋便之后进行排便时，无论是否出现粪便干硬，都不要采用传统的用力挤压式的排便方式。经过憋便过程中用力收拢肛部的步骤之后，肛管周围容易充血，一旦加压排便，引发肛肠疾病的可能性就会非常大。作为替代采用自然排便的方法，既可确保肛肠健康，又能保护腹腔内脏。

3. 当长时间持续性憋便之后，如果便意已经消失，就可以采用自然排便法寻求便意。比如选用左右抻溜、左右抻拔、左右抻腹、绕脐飞燕等动作来寻求便意，也可采用操作寻便方法“排秘点按弹法”和“拨秘点按弹法”。选用适合自己的方式寻到便意后，就可以实现排便了。

4. 患有肛肠疾病的患者，长时间持续憋便还容易使病灶充血肿胀，因此要注意排便时除了采用自然排便法之外，还要注意保护病灶。

5. 养成晨起排便的习惯，是避免憋便的最佳选择，建议每日晨起采用自然排便法寻求便意，养成晨起排便的习惯。特别是出租车司机、公务员、程序员等工作繁忙，经常会憋便的职业人群，特别建议养成晨起排便的习惯，从而有效地避免憋便。

三、功能性便秘的康复方法

由于不同人便秘的症状与轻重程度各有不同，康复方法自然也就不尽相同。自我康复功能性便秘时，必须从采用自然排便法，以克服自然因素并不断改善肠道生理功能做起，才能逐步化解相关症状，摆脱便秘。建议大家了解并熟练掌握自然排便法中的“运动排便方法”“操作排便方法”“寻求便意方法”以及“康复动作组合”等相关动作方法与技巧，做到应用自如。其中，重度便秘患者可以坚持采用相关组合动作。

（一）轻度与中度便秘的康复

1. 轻度功能性便秘的康复方法

【症状表现】一般症状轻微，时隐时现，常常不为人们所重视。

【康复方法】只需坚持采用“自然排便法”排便，放弃用力挤压式排便，症状自然会逐渐好转，并有望从此不再受到便秘困扰。

2. 中度功能性便秘的康复方法

【症状表现】具有明显的便秘症状，并且有不断加重的趋势。

【康复方法】①坚持采用“自然排便法”排便，放弃用力挤压式排便，以避免病情不断加重；②每天睡前坚持做一遍康复运动组合，以改善肠道供血，促进肠道生理功能的恢复，逐渐摆脱便秘。

人们可以选择下面的组合，也可以根据各自不同需要，自行组合动作。大家可以从文中介绍的动作方法之中，选择几个行之有效的动作，组成一个或者多个属于自己的摆脱便秘的组合动作。例如：

康复组合一：溜、串、转、抻、旋组合

拔溜直肠区：请参照图 1–3–25，做 4 个八拍。

下腹右抻左串：请参照图 1–3–26，做 4 个八拍。

慢转结肠：请参照图 1–3–5（P39），做 4 个八拍。

拔抻下腹：请参照图 1–3–27，做 2 个八拍。

平旋下腹：请参照图 1–3–28，做 4 个八拍。

康复组合二：旋、转、努、溜、摆组合

拔旋直肠区：请参照图 1–3–29，做 4 个八拍。

顺转腹腔：请参照图 1–3–2（P36），做 4 个八拍。

前努后纳：请参照图 1–3–30，做 2 个八拍。

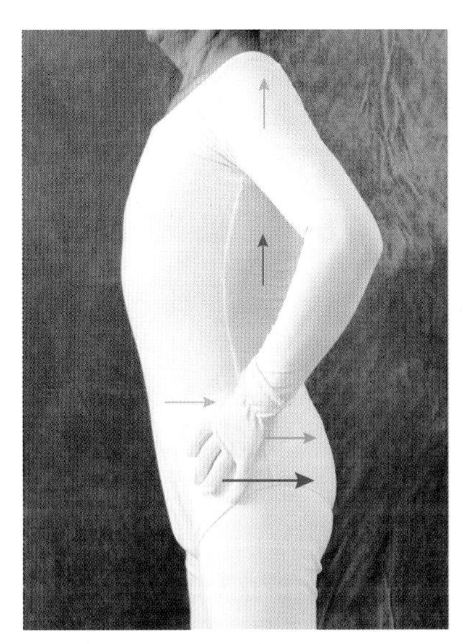

图 1-3-25　拔溜直肠区

双肩与腰背向上持续拔提，腹肌、腰椎与髓部配合心口窝，沿直肠区向后溜动。

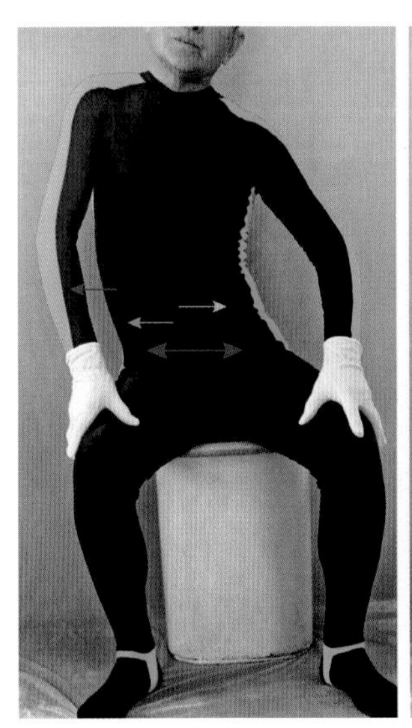

①沿下腹向右持续抻串

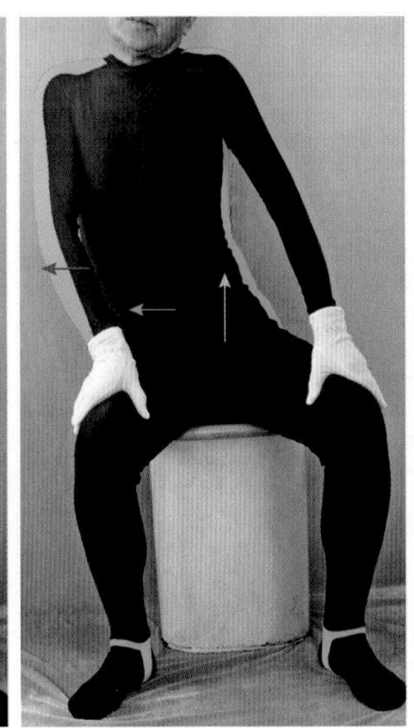

②沿左腹向上串

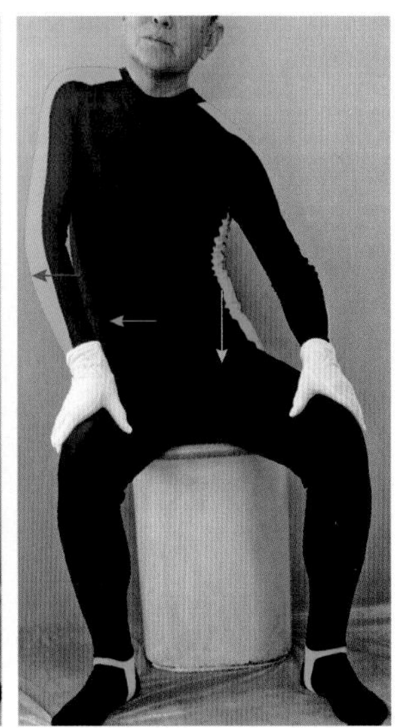

③向下串

图 1-3-26　下腹右抻左串

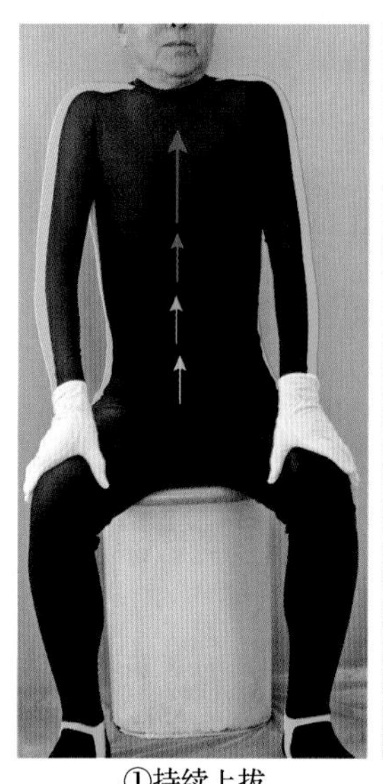

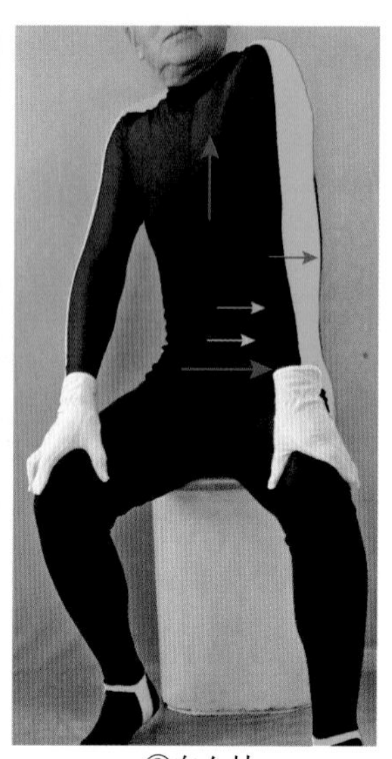

①持续上拔　②向右抻　③向左抻

图 1-3-27　拔抻下腹

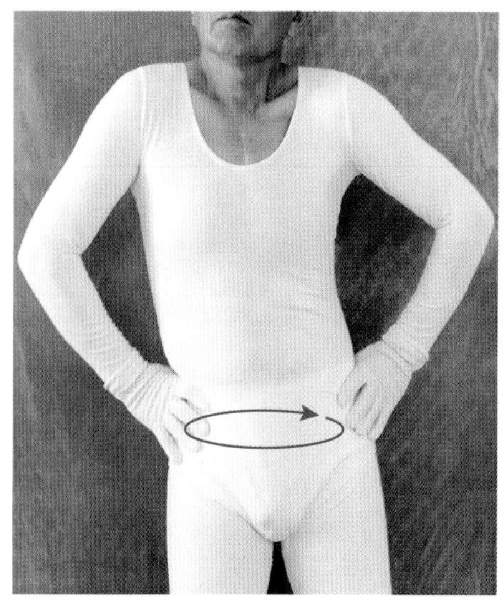

图 1-3-28　平旋下腹

从下腹前面向右、向后、向左、向前，回到原处旋一圈，动作如同光盘旋转的模式。

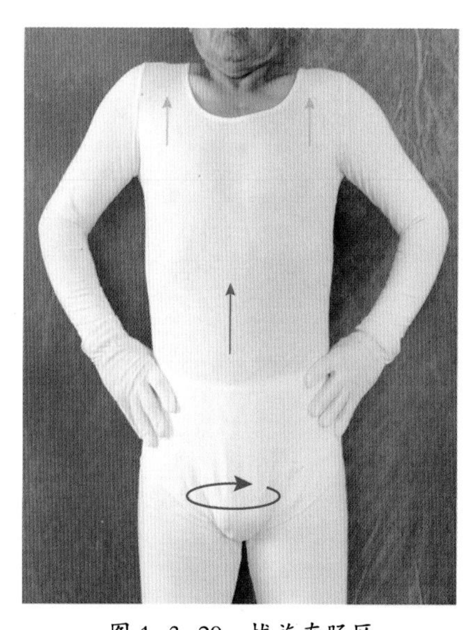

图 1-3-29　拔旋直肠区

双肩配合腰背沿直肠区向上拔提，腹肌与腰椎配合心口窝，绕直肠区顺时针旋转。

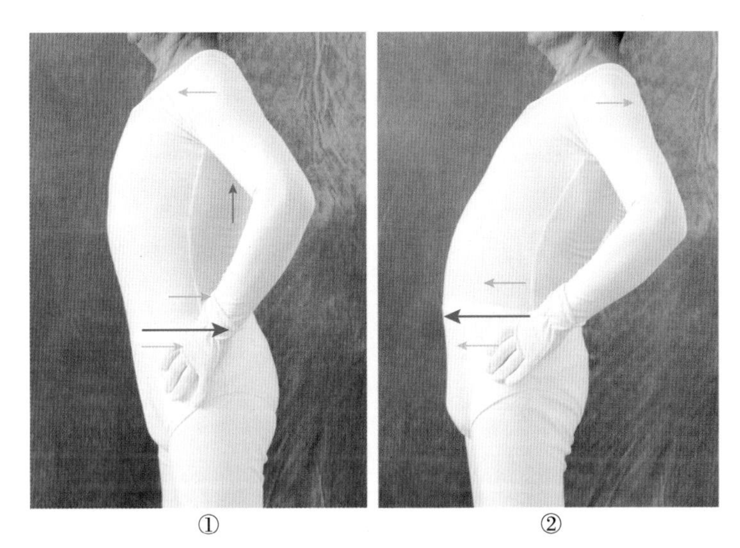
① ②

图 1-3-30　前努后纳

①向后纳：腰椎向后依、腹肌向后收、心口窝沿脐部向后抵、双肩向前拢、背部向上提，将腹腔内脏纳向后方极限处。

②向前努：腰椎向前挺、腹肌向前拥、心口窝向前顶、双肩向后拢，沿脐向前努到极限处。

下腹右抻左溜：请参照图 1-3-31，做 4 个八拍。

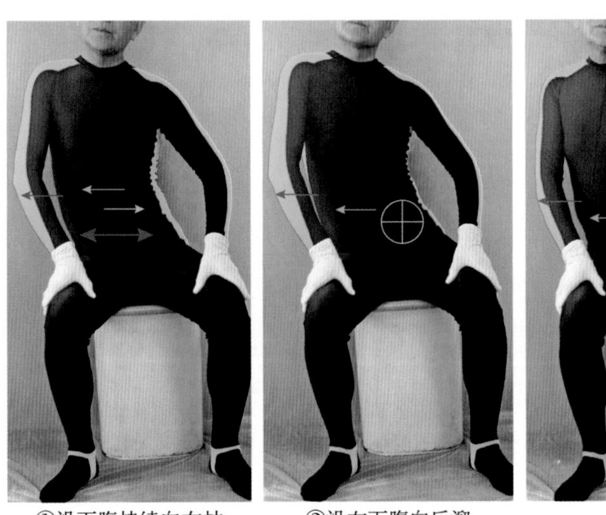
①沿下腹持续向右抻　②沿左下腹向后溜　③向前溜

图 1-3-31　下腹右抻左溜

拔摆直肠区：请参照图 1–3–32，做 8 个八拍。

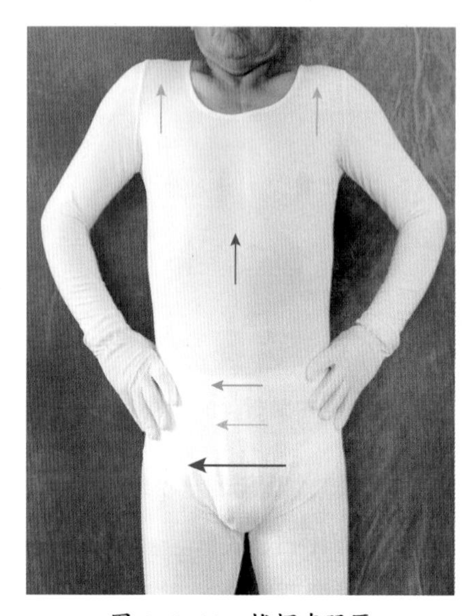

图 1–3–32　拔摆直肠区

双肩与腰背持续向上拔提，下腹腹肌与腰椎配合心口窝沿直肠区向右摆动。

（二）重度功能性便秘的康复方法

【症状表现】排便非常困难，时而塞便，便意淡漠，不服用缓泻药或采用灌肠的方式几乎无法排便，有时需要医务人员帮助将粪便抠出才能排便。

【康复方法】①放弃用力挤压式排便，防止病情不断加重；②坚持采用“自然排便法”排便，促进便秘康复；③每天做两遍康复运动，以促进肠道生理功能的逐步恢复。

康复组合三：抻、转、拔、溜、窜组合

抻拔左下腹：请参照图 1–3–22（P50）抻拔左下腹，再抻拔右下腹（与抻拔左下腹动作相同，方向相反），左右交替各做 6 遍。

顺转腹腔：请参照图 1–3–2（P36），做 8 个八拍。

拔腹收肛：请参照图 1–3–33，每次拔收持续 5~6 秒钟，同时呼气，还原时吸气，做 6 次。

下腹右抻左溜：请参照图 1–3–31，做 4 个八拍。

纳串骶部：请参照图 1–3–34，做 8 个八拍。

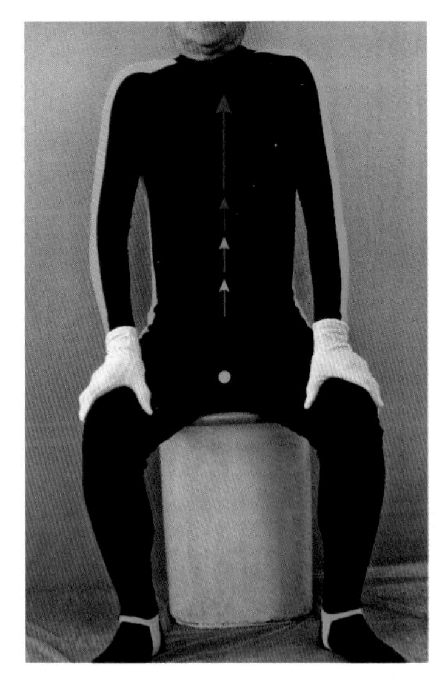

图 1–3–33 拔腹收肛

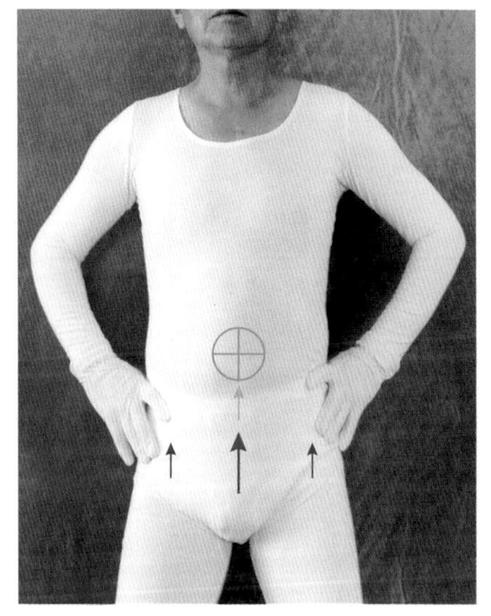

图 1–3–34 纳串骶部

腰骶部持续向后收纳，腹肌与髋部配合心口窝沿直肠区向上串。

康复组合四：摆、串、抻、飞、旋组合

拔摆直肠区：请参照图 1–3–32，做 4 个八拍。

纳串骶部：请参照图 1–3–34，做 4 个八拍。

左右抻拔：请参照图 1–3–22（P50）抻拔左下腹，再抻拔右下腹（与抻拔左下腹动作相同，方向相反），左右交替各做 8 个。

绕脐抻飞：请参照图 1–3–35，做 8 次。

平旋下腹：请参照图 1–3–28，做 4 个八拍。

康复组合五：串、荡、拔、抻、转组合

下腹右抻左串：请参照图 1–3–26，做 4 个八拍。

荡会阴：请参照图 1–3–36，荡 16 个往返。

拔落腹腔：请参照图 1–3–37，做 2 个八拍。

抻中腹：请参照图 1–3–38，每抻 5~6 秒钟，左右交替共做 16 遍。

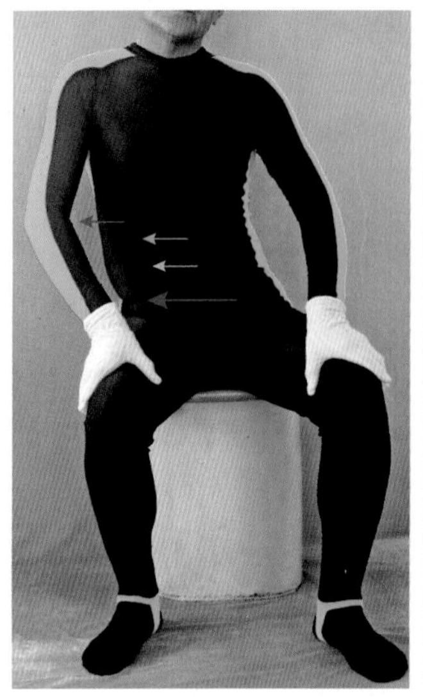

①沿下腹向右抻　　②绕脐飞向左肋

图 1-3-35　绕脐抻飞

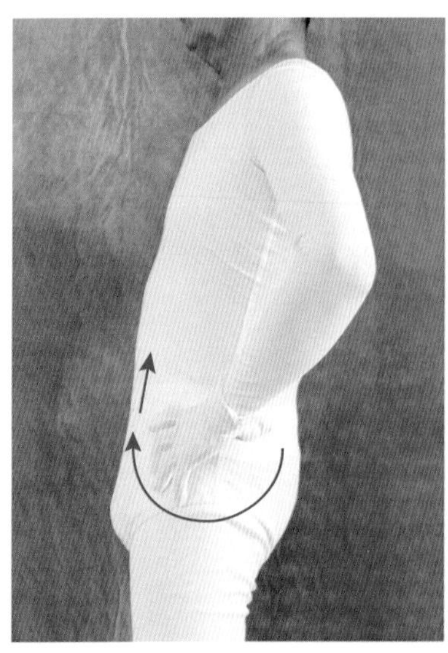

①

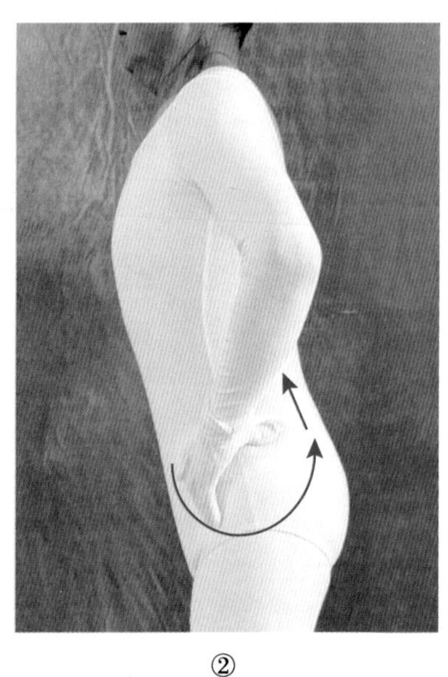

②

图 1-3-36　荡会阴

①向前荡：从骶骨后方向下，经会阴向前，向上荡起到耻骨，再向上扬一下。

②向后荡：由耻骨向下，经会阴向后，再向上回到骶骨后，并沿骶骨向上翘一下。

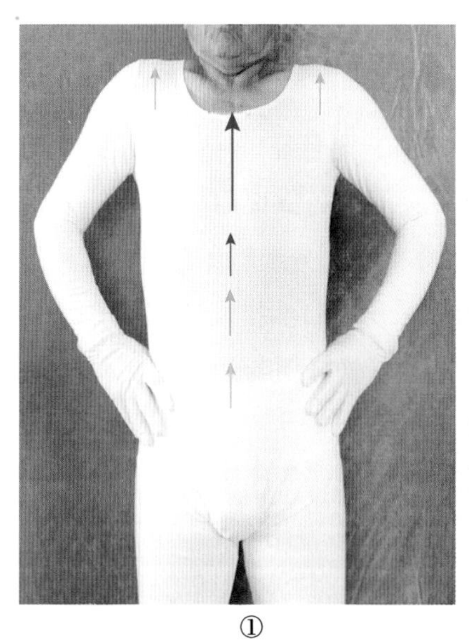
①

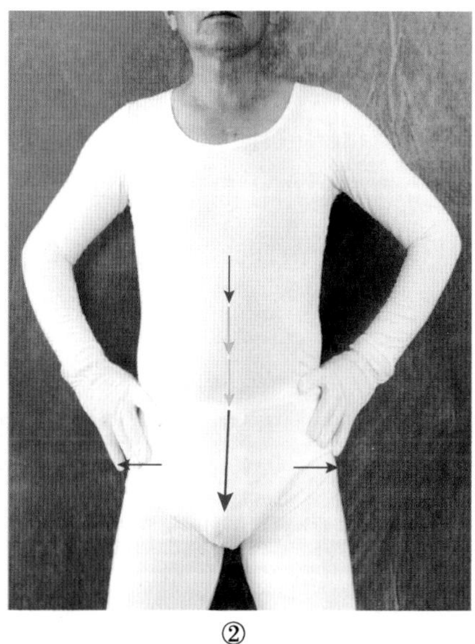
②

图 1-3-37　拔落腹腔

①向上拔：胸廓上举、腹肌上拥、双肩上耸，共同配合心口窝向上拔到顶。

②向下落：胸廓与腰椎垂直下降，腹肌向下压，两髋横向展开，配合心口窝向下落到底。

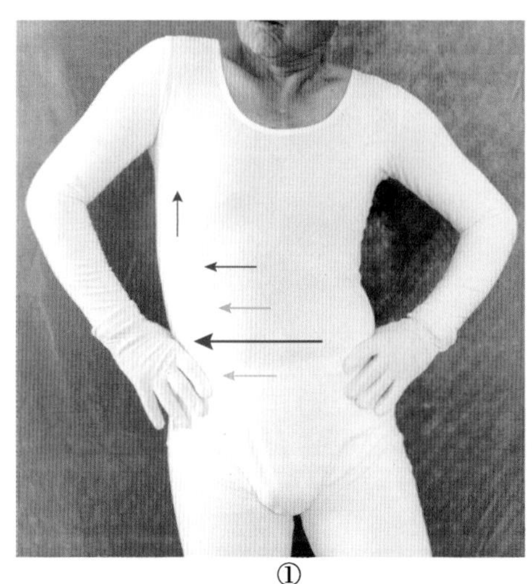
①

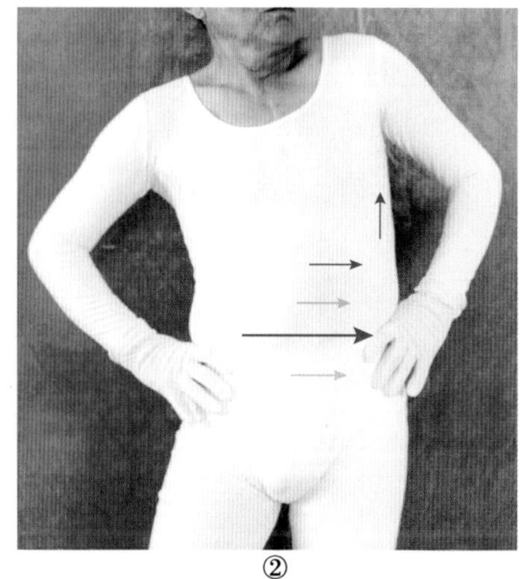
②

图 1-3-38　抻中腹

①向右抻：胸廓与腰椎右移，腹肌同步向右顶，共同配合心口窝沿脐部向右抻；同时提右肋，使右抻到尽头处。

②向左抻：胸廓与腰椎左移，腹肌同步向左顶，配合心口窝沿脐向左抻，同时提左肋，让抻牵更到位。

慢转结肠：请参照图 1–3–5（P39），做 4 个八拍。

（三）超重度功能性便秘康复方法

【症状表现】粪便异常干燥，或坚硬如石，而且经常塞便，需要请医务人员帮助将粪便抠出才能排便。便意淡漠，服用泻药或选用灌肠的方式才能排便，但有时效果不佳。肠道细胞不仅大量休眠，部分细胞还已经坏死。

【康复方法】①停止用力挤压式排便，采用“自然排便法”排便；②养成良好的生活习惯，避免病情进一步加重；③各种寻便与运动排便动作，都具有改善肠道微循环的功效，都有益于休眠细胞的复苏。人们每天多做几次寻便动作以促进肠道生理功能的恢复，可以加快便秘的康复。以下为重度功能性便秘患者的康复参考图（图 1–3–39），仅供参考使用：

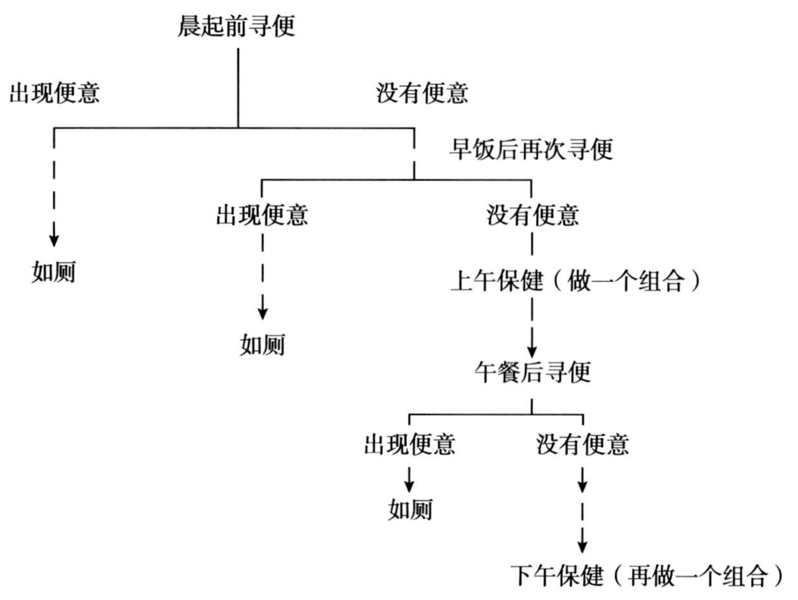

图 1–3–39　寻便流程示意图

第二章 自然排便法

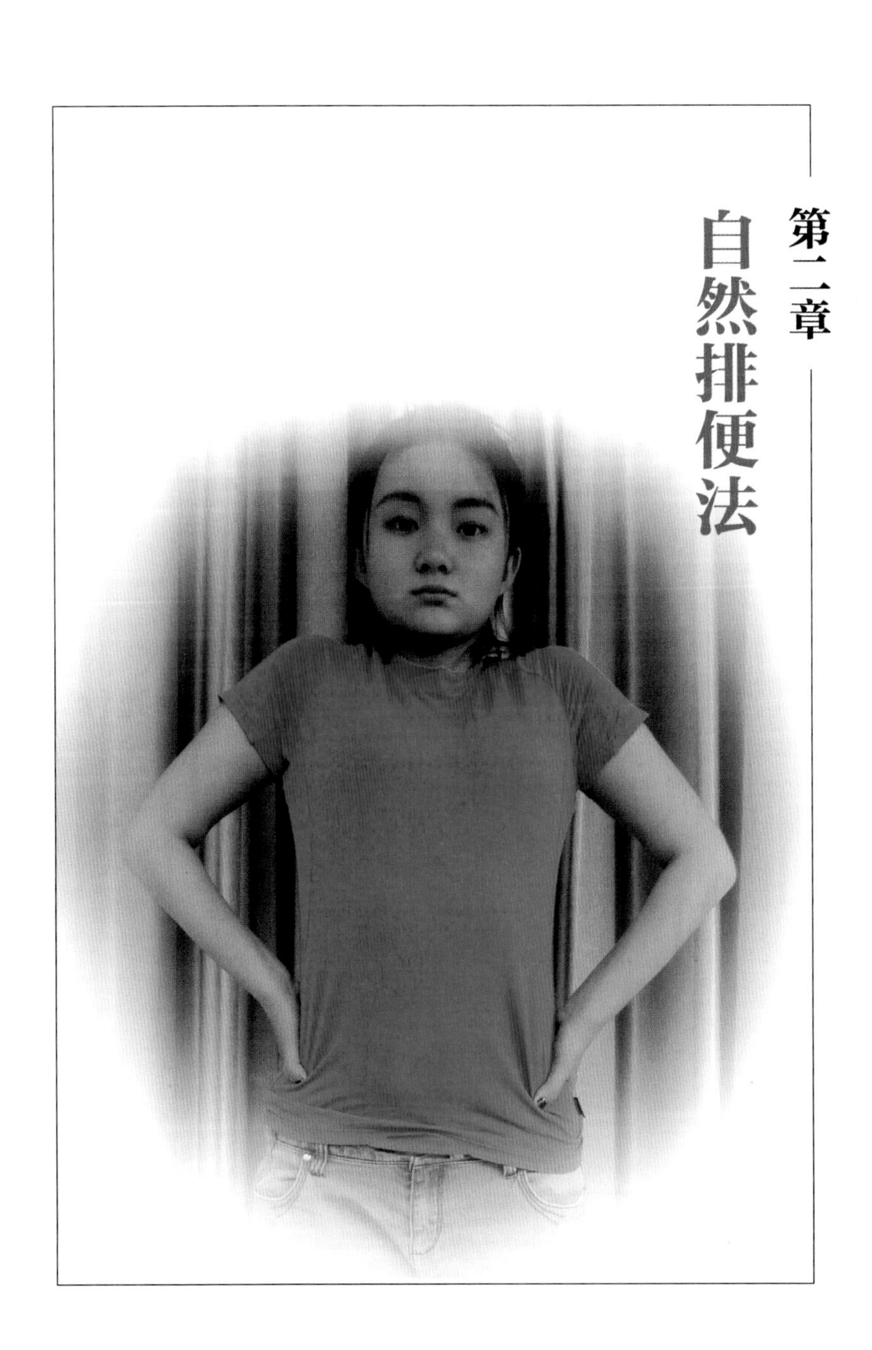

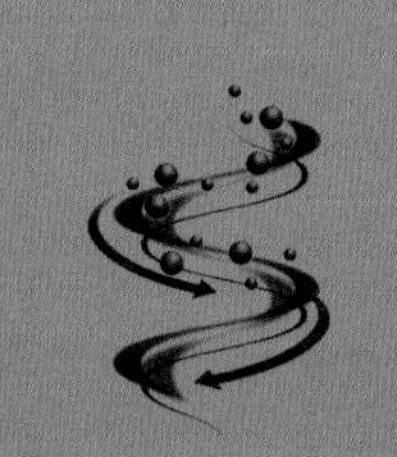

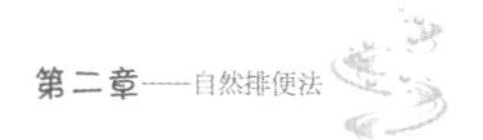

摆脱便秘的主要方法，是采用“自然排便法”的相关动作，在化解各种便秘症状的同时，不断改善肠道功能，既有益于便秘的康复与预防，也有望防范肛肠疾病的发生与发展。

“自然”是个很时髦的词汇，它表达的意思是天然的、健康的、无害的。那么，自然排便法也冠以“自然”二字，又有什么样的含义，都涵盖哪些内容呢？

自然排便法，集排便、寻便、催便于一体，可以让人们不仅能在有便意时顺畅排便，还可在没有便意时通过寻求便意的方式来实现排便。整个排便过程中，又是一次全面运动肠道来改善肠循环，维护腹腔内脏健康的保健运动。自然排便法是一种实用的、有益的、健康的、无害的排便方式，可以成为包括青少年在内的广大健康人群呵护内脏健康、提高生活质量、防范内脏疾病、争取实现自然寿命的适用方法。

第一节　排便动力来自膈肌

自然排便法的主要动作原理有二：一是根据消化道平滑肌对机械牵拉刺激较为敏感的特点，采用拔、提等动作牵拉肠道，旨在刺激肠道内在神经丛感觉神经元的传导与反射过程，通过调节肠道的运动和分泌功能，以促进粪便排出，实现自然排便的效果；二是通过向上牵拉肠道，改变乙状结肠与直肠的形态，使之延展开来，形成直排通道，克服肛门“别劲”，催促粪便自然排出。

一、心口窝部位的动作

心口窝里面的“膈”，是人体腹腔之中，可以受人们操控，可以用来驱动排便动作的阔肌。我们需要掌握动作的要领与方法，才能实现自然排便。

（一）心口窝运动是排便主要动力

我们的膈肌，真是个宝，既是驱动呼吸动作的主要动力，也可以是呵护人类内脏健康的马达。

1.“膈”的重要性

（1）不容小觑的心口窝动作

“心口窝”是指位于胸部膈肌“穹顶”的这个部位。在人体前胸胸骨下端正中线上，有个微微凹陷的地方，一般被人俗称为“心口窝”。这个心口窝只是一个体表部位，不具备动作条件。我们要说的，是位于胸口心口窝后方的“膈肌”。

人们的膈肌，分分秒秒都在为呼吸而不停地动作着。膈肌位于心口窝的里面，是一面硕大的、既扁又薄的阔肌，将人们的胸腔与腹腔严严实实地横隔开来，心、肺在上，其他器官在下，呈穹窿状凸向胸腔。医学名词是“膈”，俗称“膈肌”“横膈膜”，膈肌的上升和下降，配合腹肌的收缩是呼吸、排便、说话、咳嗽等动作的主要动力，然而人们在日常生活中基本感觉不到膈肌的存在（图 2–1–1）。

膈是驱动呼吸的阔肌

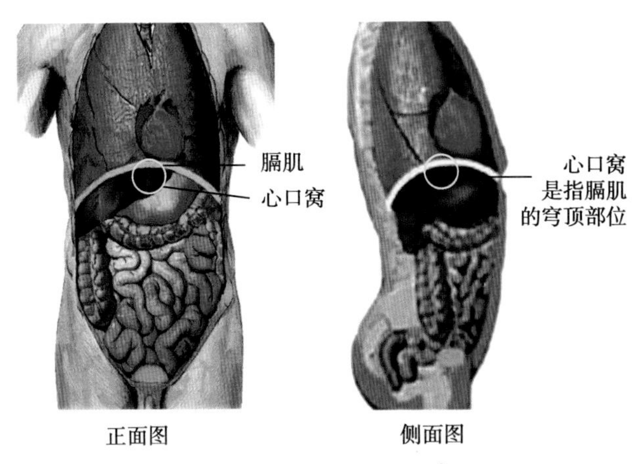

图 2–1–1　膈肌与心口窝

（2）心口窝动作时，其实是膈肌在运动

每当人们感觉“心口窝”部位（图 2–1–2）在运动时，实际上进行动作的一般就是膈肌，比如深呼吸、唱歌、打嗝等动作。

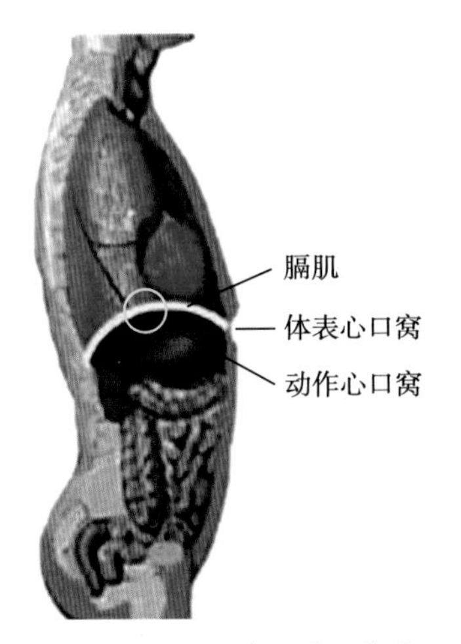

图 2–1–2　心口窝位置示意图

我们将“膈”称作“心口窝”，既体现了膈肌位置，又能概括膈肌的动作，也更方便大家记忆和理解。因此，我们以下就把膈肌的各种动作，均描述为心口窝的动作。换言之，在以下文稿中，凡有言及膈肌的动作时，都写为“心口窝动作”。

膈与心口窝

2. 自然排便法需要心口窝的动力

肠道辗转起伏与肛门“别劲”，给人类排便设置了一定的阻碍。遇到有干硬粪便难以排出的时候，需要有一种相应的动力介入，以克服来自肛管部位的阻力，才能将粪便排出。而人类腹腔之中可受我们调控的动力来源，就有心口窝（膈），人类传统的排便方法，就是驱动心口窝用力向下挤压的方式。

采用自然排便法同样需要借助来自心口窝的动力来实现排便过程，但不是向下挤压，而是向上拔提。这种拔提动作，不仅可以将粪便排出，还避免了挤压的危害，更可改善肠道供血，促进肠道功能，有益于胃肠健康。

（二）将心口窝端起来才好运动

排便动作要领是：端起心口窝，动作肠道。

1. 怎样端起心口窝

端起心口窝的方法很简单，就是挺胸，展肋，将膈肌穹顶微微收拢。动作由心口窝主导，腹肌配合。

图 2-1-3 显示，白颜色的拱形组织，就是膈。所谓“穹顶”，是指呈穹窿

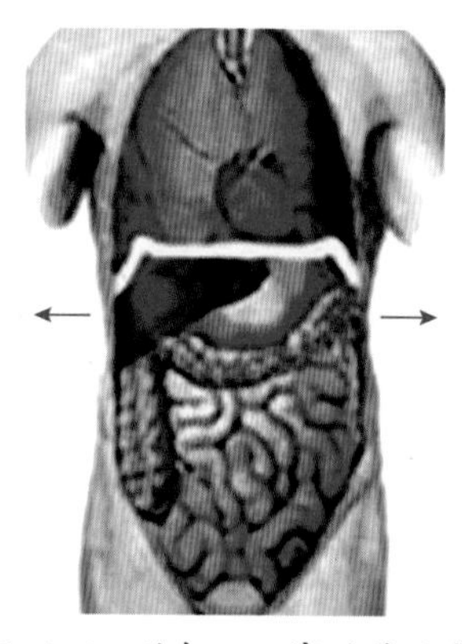

图 2-1-3　端起心口窝动作示意图

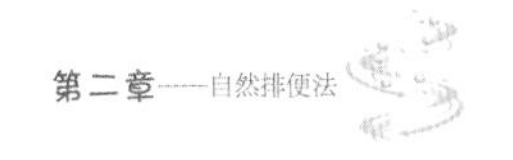

状膈肌的中心部位。端起心口窝，就是将膈肌穹顶的中心部位聚拢，以让腹腔脏器处于运动内脏前的预备势态。

具体步骤：挺起胸，由腹肌配合，心口窝微微向内收拢，将两肋向两侧展开。自我感觉是，腹部轻微上提，心口窝被端了起来，腹腔内脏有所聚拢与提升。放松心口窝时，腹腔内脏随即下落、还原。

端心口窝的动作是非常重要的预备动作，做每个动作时，都需要将心口窝端起来，才能带动内脏共同运动。在此请多练习几遍：将心口窝端起来——还原，再端起——再还原。

扫码看视频

怎样端起心口窝

2. 为什么要端起心口窝

人类的腹腔，就像是一个不规则的坛子。堆积在腹腔里面的内脏器官，堆在一起相互挤压，在强大的腹压与地心引力的共同作用下，内脏器官几乎是被“镶嵌”在这个不规则的坛子之中的。内脏被牢牢地压在里面，不具备运动起来的条件，无法移动。要想摆脱被装入坛中的窘境，只有向上提升起来。摆脱坛子的束缚，才有动作的空间。

端起心口窝的目的有二：一是只有端起心口窝，将内脏提升起来，使腹腔内容积变大，让内脏器官有动作的空间，具备了运动起来的条件，才能跟随心口窝的动作运动起来；二是可以通过控制膈肌进行运动的这种方式，来准确而有效地带动内脏器官，让各个相关部位共同运动起来。为此，在动作中，需要先端起心口窝来之后再进行各种动作，直到运动结束。

3. 将肠道动起来

心口窝的位置居中，上承胸腔，下接腹腔，与五脏六腑紧密相连。在上下左右随意动作的时候，可以同时带动肠道一起运动起来。在动作时拍摄的X光片（图2–1–4）中，我们可以看出，每当心口窝向上拔提时，会使腹腔肠道向上提升，可以让相关肠曲延展，促使粪便自然排出。每当左右抻牵时，腹腔内脏随之左右移动，能够促使乙状结肠等肠曲形态随之延展与变化，有望促进粪便移动与排出。

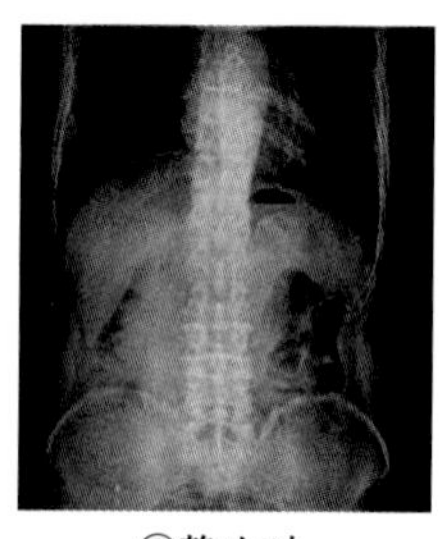

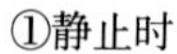
①静止时

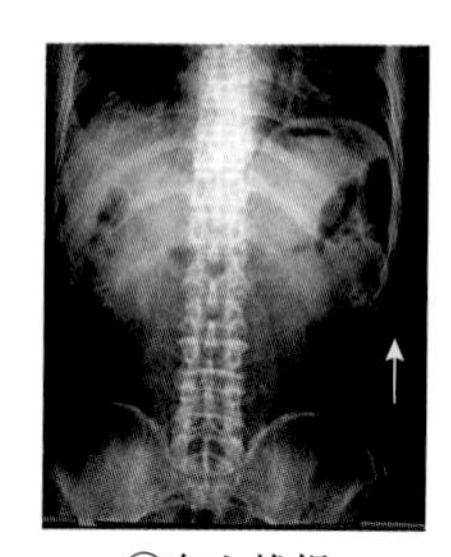
②向上拔提

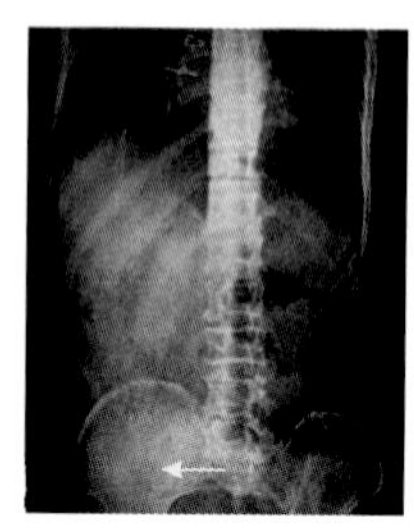
③向右抻牵

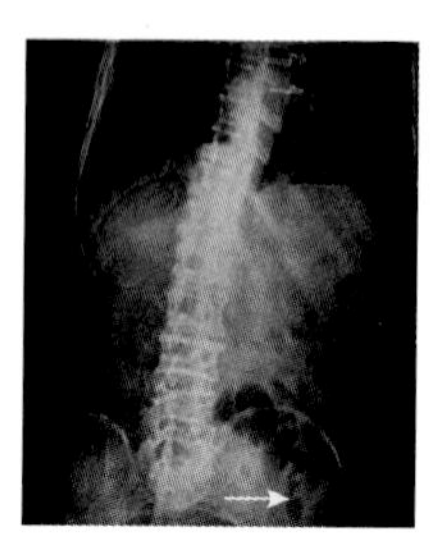
④向左抻牵

图 2-1-4　动作时拍摄的 4 张 X 光胶片

（三）腹部动作位置的选定

在自然排便法中，不同的用途常常需要变化不同的动作部位。读者朋友们可以参照图 2-1-5 中表示的位置，选择所需要的动作部位。

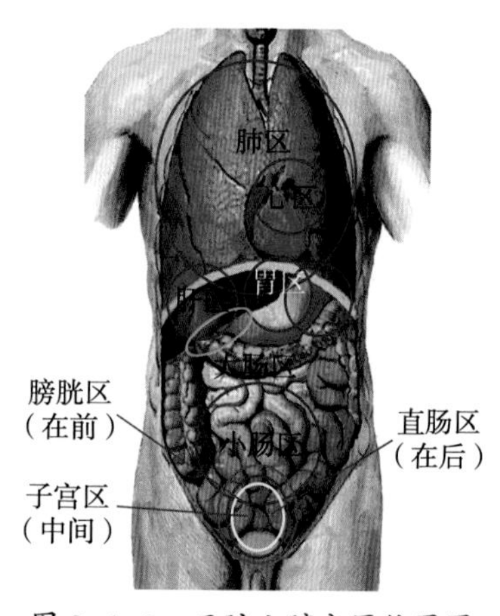

图 2-1-5　五脏六腑分区位置图

注：黄色区域代表位置在前；蓝色代表位置在中间；棕色代表位置在后。

当我们端起心口窝之后，就可以操纵腹腔肠道四面八方随意移动。大家可以体验一下：端起心口窝，向上、向下、向左、向右、向前、向后，动作都可以灵活自如，便于选定动作部位需要。

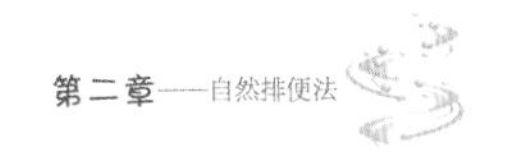

选位时，只要移动心口窝到指定位置，就完成了选位。常用部位选定方法如下（定位采用中医的骨度分寸法）：

1. 上腹、中腹、下腹选位方法（图 2-1-6）

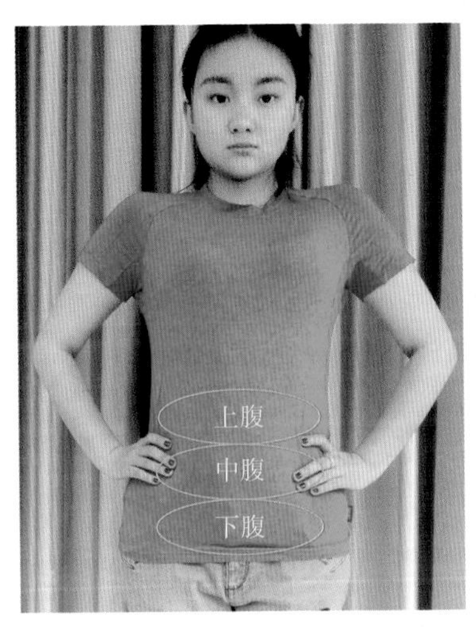

图 2-1-6　上腹、中腹、下腹位置示意图

上腹：上与胸口持平，下至脐上 2 寸。
中腹：上起脐上 2 寸，下至脐下 2 寸。
下腹：上起脐下 2 寸，下至耻骨以上。

（1）上腹部的选定方法（图 2-1-7）

【位置】上起与胸口持平的部位，下至脐中以上 2 寸的腹部。

【定位方法】端起心口窝，微微移到胸口下，就是上腹部。

（2）中腹部的选定方法（图 2-1-8）

【位置】上起脐上 2 寸，下至脐下 2 寸，以脐部为中心的腹部。

【选定方法】端起心口窝，向下移到脐部，就是中腹部。

（3）下腹部的选定方法（图 2-1-9）

【位置】上起脐下 2 寸，下至耻骨以上，以中极穴（脐中下 4 寸）为中心的部位。

【选定方法】端起心口窝，向下移到中极穴处，就是下腹部。

2. 升结肠区的选定方法（图 2-1-10）

【位置】升结肠区位于脐中向右 2 寸，是上下垂直走向的长条区。下起回

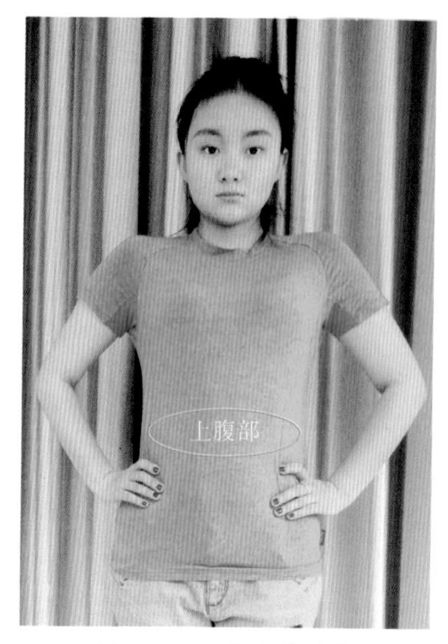

图 2-1-7　上腹部选定

端起心口窝，横向展开，就是上腹部。

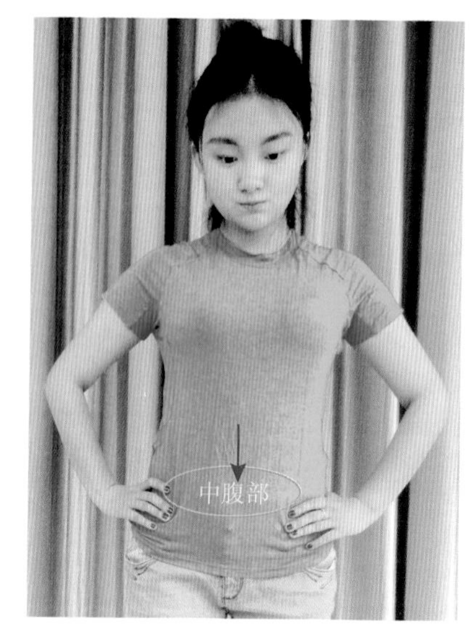

图 2-1-8　中腹部选定

端起心窝，向下串到脐部，再原地微微提升，并横向展开，就定位于中腹部了。

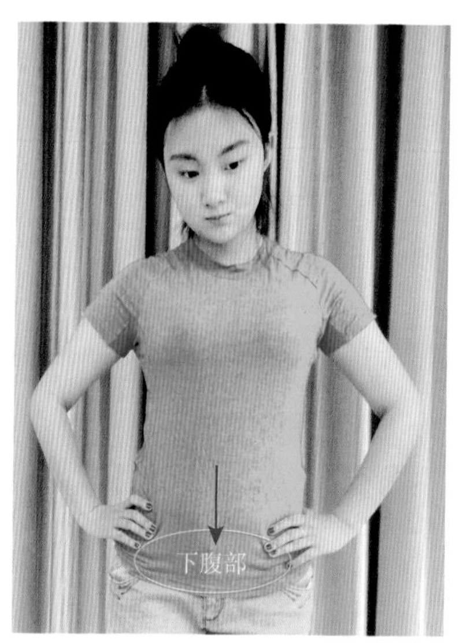

图 2-1-9　下腹部选定

端起心口窝，向下串到中极穴（脐下 4 寸处），再原地微微提升，并横向展开，就定位于下腹部了。

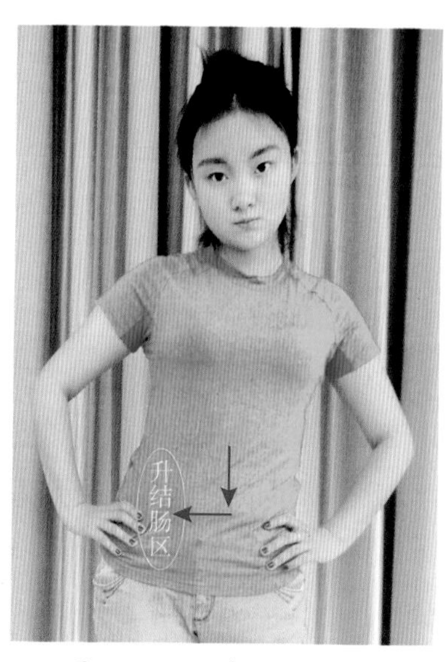

图 2-1-10　升结肠区定位

端起心口窝，向下串至脐部，再向右摆，就是升结肠区。

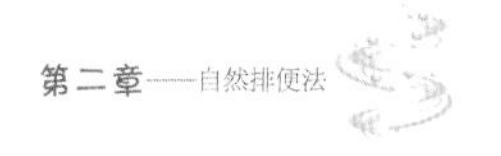

盲部，上到肝区下。

【选定方法】端起心口窝，向下移至脐部，再向右摆，就是升结肠区。

3. 横结肠区的选定方法（图 2-1-11）

【位置】横结肠区横于胸口下方，是左右走向的横向长条区。右起肝区下方，左到脾区下方。

【选定方法】端起心口窝，微微下移，两肋下缘向两侧展开一点，就是横结肠区。

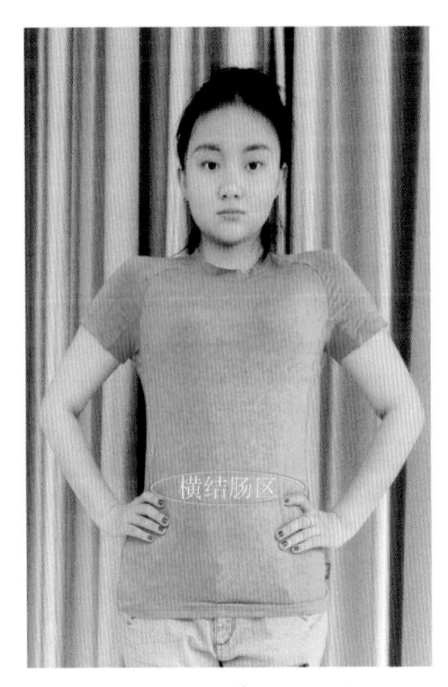

图 2-1-11　横结肠区定位

端起心口窝，两肋下缘向两侧展开一点，就定位于横结肠区了。

4. 降结肠区的选定方法（图 2-1-12）

【位置】降结肠区位于脐中向左 2 寸，是上下垂直走向的长条区。上起脾区下部，下到与中极穴持平的左下腹部。

【定位方法】端起心口窝，向下移至脐部、再向左摆，就是降结肠区。

5. 乙状结肠区的选定方法（图 2-1-13）

【位置】乙状结肠区位于左下腹部，左起降结肠下端，右到正中线。

【选定方法】端起心口窝，向下移至下腹部，再微微左摆，就是乙状结肠区。

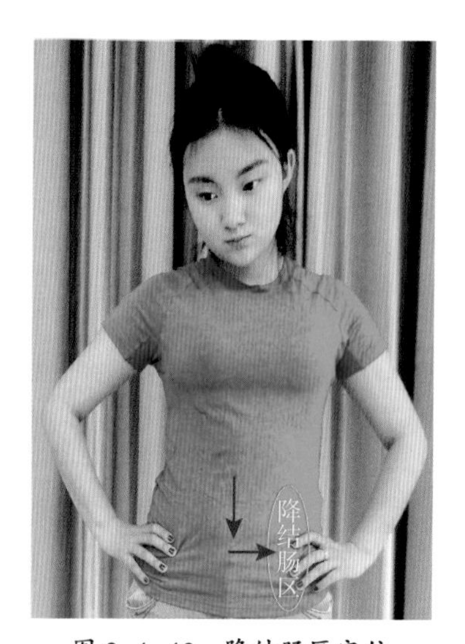

图 2-1-12　降结肠区定位

端起心口窝，向下串至脐部，再向左摆，就是降结肠区。

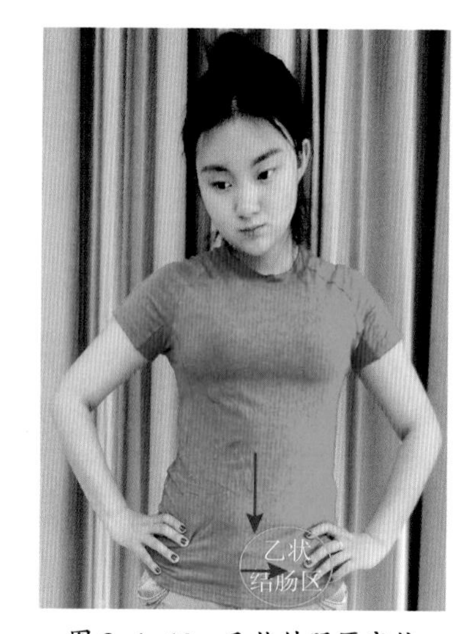

图 2-1-13　乙状结肠区定位

端起心口窝，向下串至下腹，再微微左摆，就是乙状结肠区。

6. 直肠区的选定方法（图 2-1-14）

【位置】直肠区位于后骶部，肛门上方（上起第三骶椎前方，沿骶骨、尾骨前面下行穿过盆膈下接肛管，长 10~14cm）。

【选定方法】端起心口窝，下移至下腹部（中极穴），再向后靠，就是直肠区。

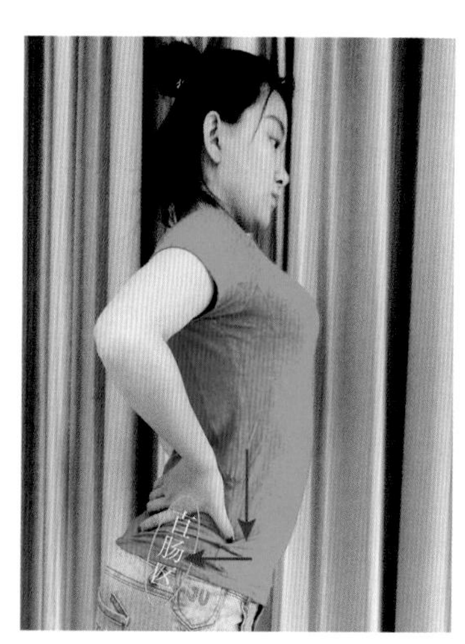

图 2-1-14　直肠区定位

端起心口窝，向下串至下腹再向后溜，就是直肠区。

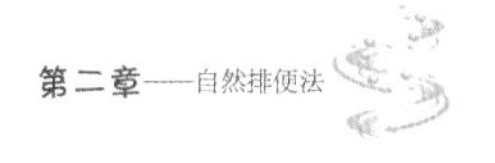

7. 练习

部位的选定方法需要熟练掌握，请大家按照以上选位方法，多练习几遍：

（1）选上腹：端起心口窝，微微移到胸口下方，原地左右摆动几下试试（摆上腹）。

（2）选中腹：端起心口窝，向下移到脐部，原地前后动作几下试试（溜中腹）。

（3）选下腹：端起心口窝，向下移到中极穴处，原地左右摆动几下试试（摆下腹）。

（4）选升结肠区：端起心口窝，向下移至脐部，再向右摆，原地上下动作几下试试（串升结肠区）。

（5）选降结肠区：端起心口窝，向下移至脐部，再向左摆，原地上下动作几下试试（串降结肠区）。

（6）选乙状结肠区：端起心口窝，向下移至下腹部，再微微左摆，原地左右摆动几下试试（摆乙状结肠区）。

（7）选直肠区：端起心口窝，下移至下腹部，再向后靠，原地左右摆动几下试试（摆直肠区）。

（四）动作时各部位的协调与配合

诸多排便动作，都需要各个相关部位的密切配合，才能让每个动作有力度、有效果，做到既完美又扎实。

能够有效配合心口窝运动的部位，主要包括胸廓、腰椎、腹肌、双肩以及髋部等。

1. 胸廓与腹肌可以配合上下左右动作

膈肌位于胸廓下方，胸廓的一举一动，都直接影响膈肌的动作位置与动作方向。诸多排便动作，特别是拔提与抻牵动作，都离不开胸廓的操控与腹肌的配合。比如“左右抻拔”“拔提直肠区”等。

膈肌的诸多动作，都离不开腹肌的配合，腹肌可以让心口窝动作灵活自如，两者常常“捆绑”在一起，共同实现动作目标。因此大家运动内脏器官时，不要忘了腹肌的配合。

2. 腰椎与腹肌主要配合前后、左右的动作

腰椎无论是挺直、弯曲、前后左右移动，都可以调整心口窝的动作位置与动作方向。腹肌，就像是“增援部队”一样，随时能来帮助操作各个动作。腹肌可以帮助心口窝增强动作力度、提升动作效果。腰椎与腹肌联合时，则主要配合中腹部的各种动作。

3. 髋部与腹肌常配合下腹部与盆腔动作

“髋部”是指臀部左右两侧，股骨头与两侧髋骨连接的部位（髋关节），可以影响在盆腔与下腹的各种动作。左右髋部的同步动作与异步动作，会产生不同的动作效果。

胸廓、腹肌、腰椎与髋部，都是心口窝运动最关键的配合部位，务必熟练掌握、准确应用。

4. 呼吸配合最关键

运动内脏的主要目的之一，就是向内脏细胞输送充足的氧气，以保障内脏细胞的正常代谢活动、发挥应有的生理功能。所以，呼吸配合是内脏运动的关键，一定要把动作与呼吸密切结合起来，动作时切不可憋气。而且，排便时是配合呼吸还是屏住呼吸，也是“自然排便”与“用力挤压式排便”两种方法之间的本质区别。

呼吸配合的要领，是边动作边呼吸。规律是：

（1）前后方向运动时：向后动作时呼气，向前动作时吸气。

（2）左右方向运动时：向右动作时呼气，向左动作时吸气。

（3）上下方向运动时：向上动作时呼气，向下动作时吸气。

（4）单方向动作的配合：动作时呼气，还原时吸气。

5. 怎样配合

理论上论述时看起来很复杂，实际上做起来其实很简单，配合的方法就是顺其自然。只要掌握要领，多加练习，需要的时候，相关部位都能自然而然地配合起来。

（五）常用词语与省略

1. 动作常用词语

为了阐述需要，特定领域内将一些词语规范为固定的含义，在文中反复应用，被人们称为“术语”。要掌握动作技巧，首先要明了这些术语的内容和含义，否则就难以尽快掌握动作方法与要领。

（1）不要被“术语”拦了路

每个术语最初在文中出现时，一般都进行了初步的解释，如果阅读时没有留意，后面遇到这个术语时，自然就会感到茫然，甚至感到这书“太深、太专业”，其实不然。

“术语”是掌握动作技巧的“敲门砖”，不可忽略、不可跨越。大家只有掌握了术语，才能掌握动作技巧，做到应用自如。海口市的一位读者，是某医院的副主任医师，她阅读时，将书中的每一条术语都画上线、作了标注，还将出现频率高的术语，抄写在专用的笔记本上，可以反复查找使用。这种良好的阅读习惯，不仅保证了阅读效果，能对相关内容深入了解，也使阅读查找变得更快捷、更准确，值得效仿。

（2）常见词语举例

“用力挤压式排便”——以用力挤压的方式进行排便，即部分人下意识使用的排便方法。

“自然因素”——是指潜在于人们体内的生理原因导致的，可能会阻碍粪便的移动与排出的因素。

“自身因素”——是指人们日常某些行为习惯，可能会引发或加重便秘的症状，导致便秘的是自身的因素。

“直立位”——人们的躯体在直立状态下，使部分消化道呈上下垂直走向，形成一种不够和谐的生理状态，常常会给粪便排出的过程带来诸多不确定因素。

“端起心口窝”——是心口窝运动的基础动作，方法请参照图 2–1–3。

“直肠下展”——在挤压式排便日复一日的强力冲击之下，直肠壶腹底部位置不断下移（图 2–1–15），造成肛门“别劲”，导致排便困难。

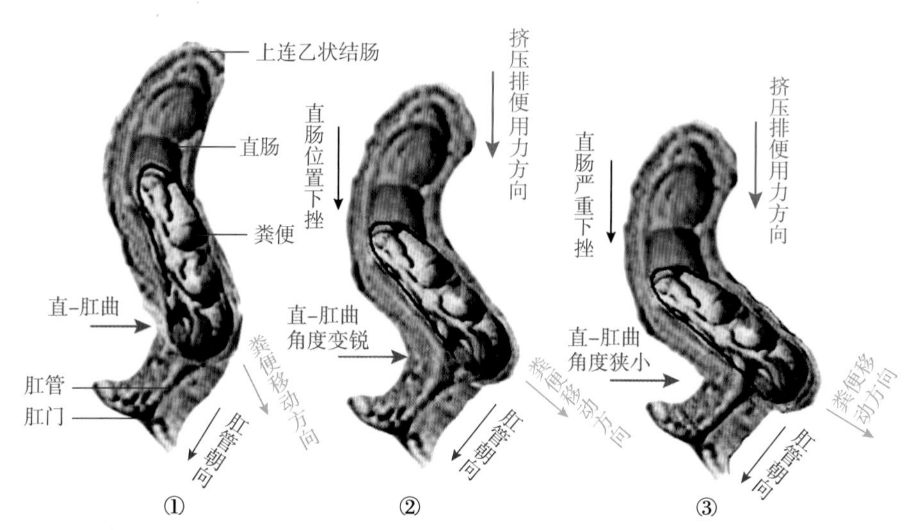

图 2-1-15　用力排便促使直肠不断下挫

随着人们年龄增长，在用力排便日复一日地冲击之下，直肠位置不断下挫。

①幼年时期：直 - 肛曲角度比较平缓，排便顺畅。

②青壮年时期：直肠位置明显下降，直 - 肛曲变锐，排便时会感到逐渐困难起来。

③老年时期：直肠位置进一步下挫，排便明显困难，常会引发便秘甚至塞便。

“肛门别劲”——直 - 肛曲在人们的肛门部位，所形成较明显的屈曲“别劲”状态，成为人类排便的最大障碍之一。

2. 常用词汇举例

书中有一些阐述动作的常用词汇，举例如下：

（1）“尽头处”“极限处”——均指将动作做到最大限度。常见于抻法、拔落、纳努等动作。

（2）骶部——“骶”即骶骨，骶骨位于腰椎的下方，尾椎的上方，“骶部”位于盆腔后面。

（3）拔提腰骶——是自然排便法的常用动作。“腰”即腰椎，“骶”即骶骨，“拔提腰骶”即沿腰骶部位向上拔提。

（4）各种动作名称——如“摆法”“溜法”“串法”等，请查阅每个相关动作的具体详解。

二、运动肠道的方法和技巧

无论是想要摆脱便秘，还是想要自然排便，都必须依靠运动肠道来实现。运动肠道的动作，可分为“快动作”与“慢动作”。快动作包括“三个基本快动作”与“衍生快动作”；慢动作包括“三个基本慢动作”与“慢中有快”动作（是在慢动作的持续过程中加入快动作），这些都是“自然排便法”的核心内容，需要牢牢掌握。

（一）三个基本快动作方法

“三个基本快动作”是本书中动作的基础，因为其他的各种动作都是由这三个动作变化而来的。熟练掌握“三个基本快动作”，是全面掌握运动肠道的基础。

“快动作”的动作快捷，每个动作的时长一般不足 1 秒钟，一般是连续进行的往返动作。快动作可以通过对肠道的机械性刺激影响肠道的相关功能。“三个基本快动作”，包括溜法（前后方向的往返动作）、摆法（左右方向的往返动作）、串法（上下垂直往返动作）。动作简单，一学就会，容易记忆。每种方法都各自分为十余种部位动作，其动作方法与要领都基本相同，只是动作的选位不同。以下将各种方法各举一例，希望大家能领悟基本动作的技巧与要领。

1. 溜法

“溜法”是前后方向直线水平往返运动。先收进来，再挺出去。以“溜中腹”为例：

溜中腹（又称“溜神阙”）是沿中腹部（脐中）收进来，挺出去。前、后方向往返溜动（图 2-1-16）。

【动作要领】动作由腹肌与腰椎配合心口窝，在中腹部进行前后方向水平动作。

【动作方法】端起心口窝后：①向后溜时，腰椎向后靠，腹肌向后收，驱动心口窝沿脐中向后抵，同时用双肩带动背肌向上提，使后腹部宽松，这样可以将腹腔内脏向后溜到底，同时呼气。②向前溜时，腰椎向前挺，腹肌向前扩，心口窝向前顶，双肩向下落，沿脐部溜到前方尽头处，同时吸气。

如此反复溜动，动作要与呼吸密切配合，把动作连续起来，做4个八拍。

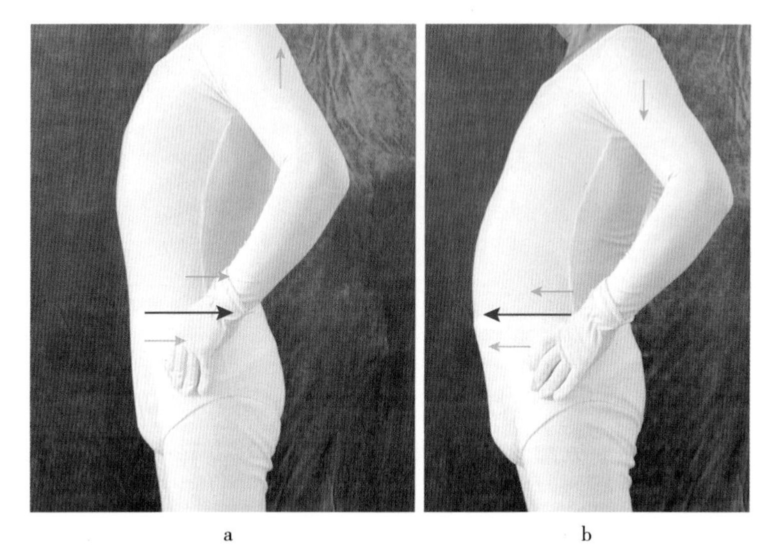

a　　　　b

图2–1–16　溜中腹

a. 向后溜：腰椎向后依、腹肌向后收、心口窝沿脐孔向后抵；同时将双肩尽量上提，让后腹宽松，使动作更加到位。

b. 向前溜：腰椎向前挺、腹肌向前拥、心口窝向前顶，双肩向下落，沿脐部溜向前方尽头处。

2. 摆法

“摆法”是在左右方向上做直线往返动作，先向右摆，再向左摆。以“摆下腹”为例：

摆下腹中的“下腹”，是指以中极穴（脐中下4寸）为中心的部位。“摆下腹”是在与中极穴持平的部位，左右横向直线方向上往返摆动。

【动作要领】挺胸坐直，先选位于下腹（图2–1–9下腹部选定），再以腹肌与腰椎配合心口窝，沿下腹左右摆动（图2–1–17）。

【动作方法】端起心口窝：①向右摆时，将腰椎向右移，腹肌向右顶，心口窝向右抵，右肋部向上提起，使右侧宽松，以将腹腔内脏摆到右侧尽头处，同时呼气。②向左摆时，腰椎向左移，腹肌向左顶，心口窝向左抵，左肋向上提，让左侧宽松，使腹腔内脏向左摆向左侧尽头处，同时吸气。如此反复左右摆动，动作要与呼吸密切配合。请把动作连续起来，做4个八拍。

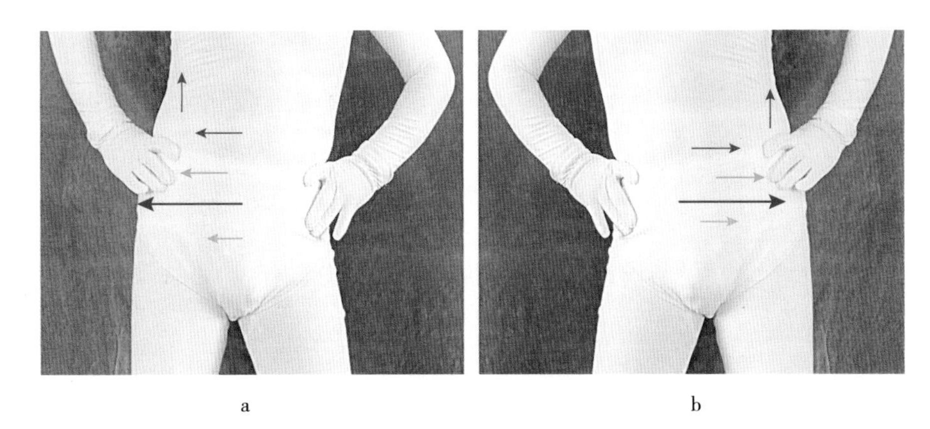

图 2-1-17　摆下腹

a. 向右摆：胸廓向右摆，腰椎向右移，腹肌向右拥，共同配合心口窝沿下腹向右摆动，同时将右肋上提，以使右摆到位。

b. 向左摆：同样以胸廓、腰椎与腹肌共同配合心口窝，沿下腹向左摆，同时提升左肋，促使左摆更到位。

3. 串法

“串法”是上下垂直往返窜动，“串”上去，再“串”下来。“串法”泛指上下往返动作，有时也单独用于向上或向下的动作的描述。以“上下串腹”动作为例：

“上下串腹”是沿正中线上下垂直往返串动（图 2-1-18）。

“窜法”则是由“串法”洐生的另外一个动作，是只向上窜的，力度较大的一种专门促进粪便移动的技巧动作。

【动作要领】以胸廓、腰椎、腹肌和肩胛与髋部共同配合心口窝。

【动作方法】端起心口窝：①向上串时，胸廓向上举，双肩向上耸，腹肌向上拥，心口窝垂直向上顶，沿胸口向上串向咽喉，同时呼气。②向下串时，胸廓与腰椎垂直下坠，腹肌向下顶，髋部向两侧展开（使会阴部宽松），心口窝向下抵，将动作串向会阴，同时吸气。

如此上下反复串动，动作要与呼吸密切配合。请把动作连续起来，做4个八拍。

三个基本动作

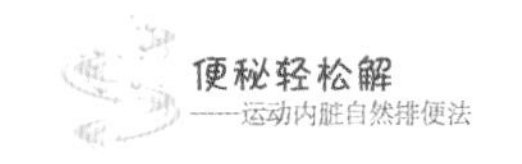

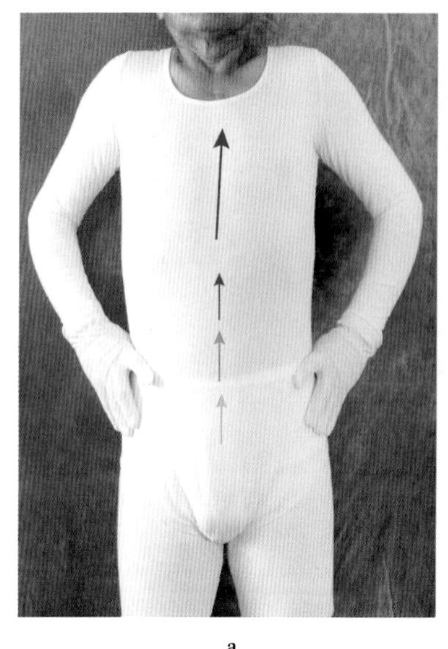

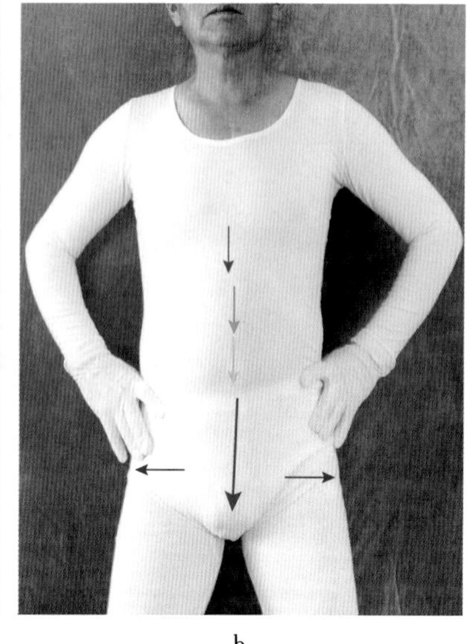

a　　　　　　　　b

图 2-1-18　上下串腹

a. 向上串：胸廓、腹肌与腰椎，共同配合心口窝，沿正中线垂直向上串向咽喉部。

b. 向下串：腹肌与腰椎共同配合心口窝向下串，两髋向两侧展开，使下串尽量达到会阴。

（二）常用的衍生快动作

所谓“衍生快动作”，是指将两种快动作交替反复进行，形成一个新的快动作。

1. 旋法

“旋法”是摆法与溜法两种动作交替进行而形成的环形动作。基本动作是：向右摆，向后溜，向左摆，向前溜，如此绕部位水平旋转，类似于光盘旋转的模式。可在腹腔与胸腔的各个不同部位进行旋动，方法要领基本相同。我们以“平旋下腹”为例，请大家从中悟出旋法的动作技巧与要领，以掌握在所有不同部位的旋法。

平旋下腹：下腹部在水平方向上顺时针旋动（图 2-1-19）。

【动作要领】动作由腹肌、胸廓、腰椎共同配合心口窝。

【动作方法】端起心口窝，定位于下腹（图 2-1-9）。从下腹前向右，向后，向左，向前，回到原处。操作时沿下腹如此旋一圈同时呼气，然后再旋一圈同时吸气。请把动作连续起来，做 2 个八拍。

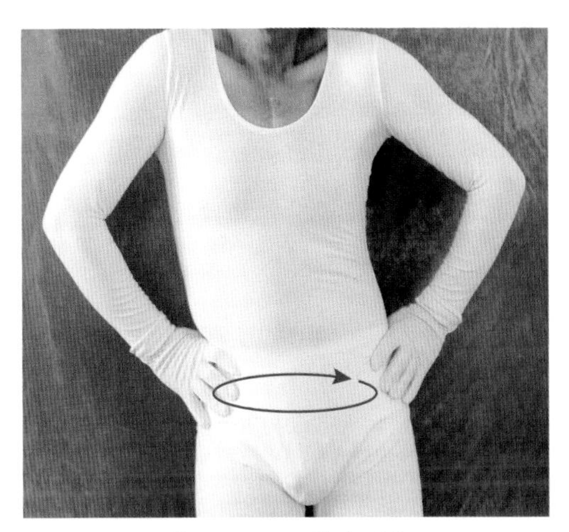

图 2-1-19 平旋下腹

从下腹前面向右、向后、向左、向前，回到原处旋一圈，动作如同光盘旋转的模式。

2. 转法

“转法”是摆法与串法交替进行的环形动作。基本动作是：向右摆，向上串，向左摆，向下串，绕部位转一圈，如同风扇在腹腔转动的模式。可在腹腔与胸腔不同部位进行转动，方法要领基本相同。

顺转腹腔：沿腹腔顺时针转大圈（图 2-1-20）。

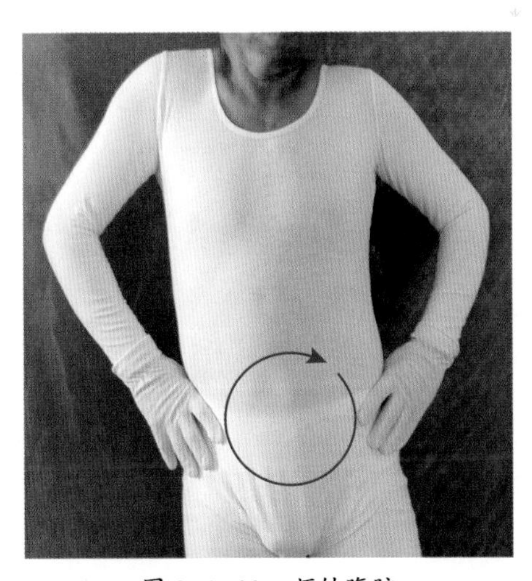

图 2-1-20 顺转腹腔

由腹肌、胸廓与腰椎配合心口窝，从左肋向下、沿下腹向右、沿右腹向上、经胸口向左，回到原处转一圈。

【动作要领】动作由腹肌、胸廓、腰椎共同配合心口窝，沿腹腔转动。

【动作方法】端起心口窝，移向左肋缘，从左肋向下串，沿下腹向右摆，经右肋向上串，沿上腹向左摆回到原处转一圈，同时呼气。随后同样方法再转一圈，同时吸气。请把动作连续起来，做 2 个八拍。

3. 飞法

飞法是串法与摆法交替进行结合而成的。

绕脐飞燕：是沿右腹向上串，再向左快速飞出的动作（图 2–1–20）。

【动作要领】由腹肌配合心口窝，从右下腹经脐右侧向上，奔左肋部，呈弧形快速飞出，如同燕子绕脐飞过。

【动作方法】端起心口窝，在右下腹（即回盲部）突然收缩腹肌，并同时引导聚拢点飞速向上然后向左，弧形闪电式绕脐飞向左肋，旋即停止后还原，同时呼气。停一拍，同时吸气。

动作特点是：突发、快速，飞闪而过后立即消失。旨在兴奋结肠神经细胞，引发“集团蠕动”，以寻求便意。请把动作连续起来，做 4 次。

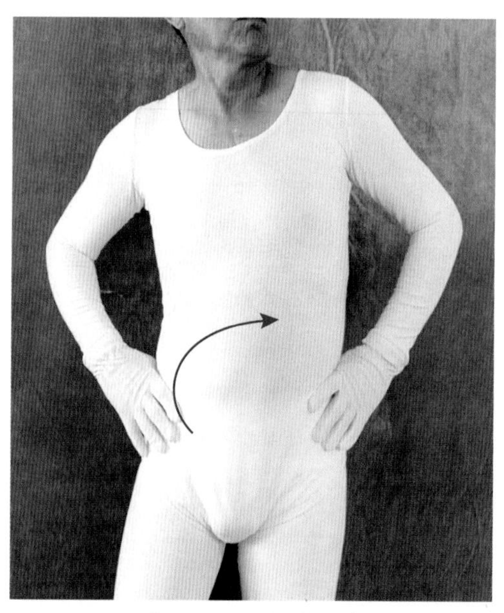

图 2–1–21　绕脐飞燕

在右下腹部突然聚拢腹肌，飞速向上、向左，绕脐飞向左肋。

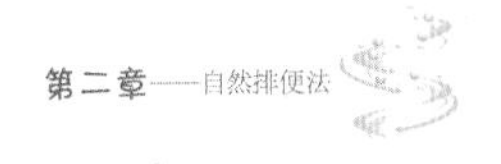

4. 荡法

动作是窜法与溜法交替结合而成。

荡会阴：沿会阴部进行前后方向进行的下弧形荡动（图 2–1–22）。

【动作要领】由腹肌与腰椎配合心口窝，沿会阴部进行前后方向的下弧形荡动，动作如同荡秋千。

【动作方法】端起心口窝，从骶骨后方向下，经会阴向前，向上崛起到耻骨，再沿耻骨上扬一下，同时呼气。由耻骨向下，经会阴向后，再向上回到骶骨后，再沿骶骨向上翘一下，同时吸气。请把动作连续起来，做 4 次。

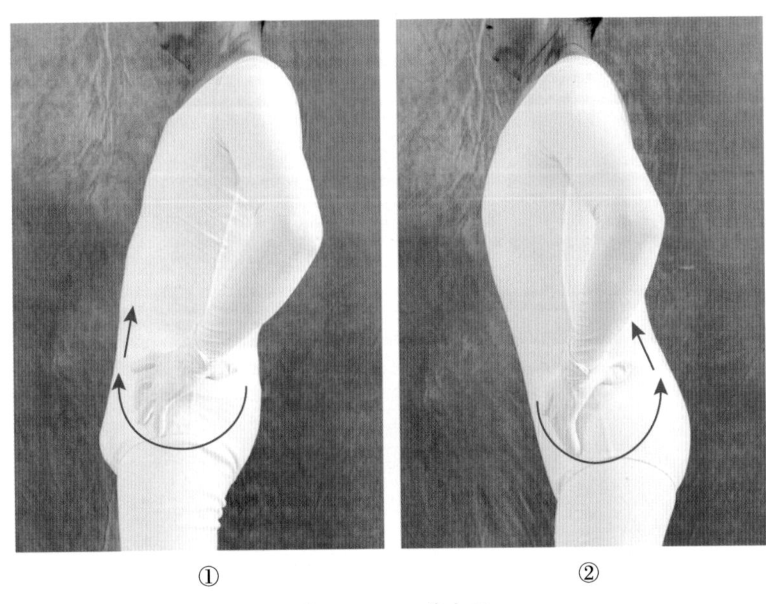

① ②

图 2–1–22 荡会阴

①向前荡：从骶骨后方向下，经会阴向前，向上崛起到耻骨，再向上扬一下。
②向后荡：由耻骨向下，经会阴向后，再向上回到骶骨后，再沿骶骨向上翘一下。

（三）三个慢动作

慢动作是指单位动作时间较长，一般需要延续 3~5 秒钟以上的动作。慢动作不仅具有极佳的改善内脏血液循环的功效，也对肠道具有较强的牵动力，可以直接影响肠道蠕动功能，加速粪便排出。慢动作也比较适应粪便移动缓慢的特点，适合用于排便。慢动作主要以“抻法、拔落、纳努”这三个基本慢动作为主。

1. 抻法

“抻法”是由摆法衍化而来的慢动作，为左右横向、单方向的直线抻牵动作。抻牵到极限处之后，要持续抻牵 3 秒钟。动作可在腹腔与胸腔的不同部位进行不同方向的抻动。以抻中腹为例：

抻中腹是沿脐中横向直线抻牵，达到尽头处持续抻牵 3 秒钟的动作。分为向右抻与向左抻（图 2–1–23）。

【动作要领】以胸廓、腰椎与腹肌共同配合心口窝，沿脐向右、向左直线水平抻牵。

【动作方法】端起心口窝，向右抻时，胸廓与腰椎同步向右移，腹肌向右顶，共同配合心口窝，接着沿脐部用力向右抻，同时呼气，抻到尽头处持续抻 3 秒钟，然后还原，吸气。之后向左抻时，胸廓与腰椎同步向左移，腹肌

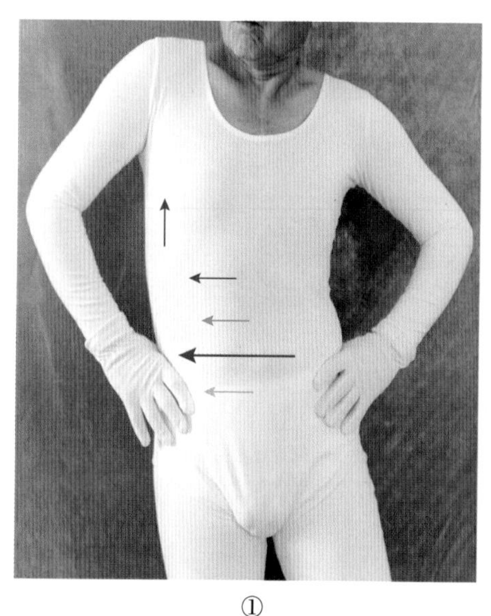

①

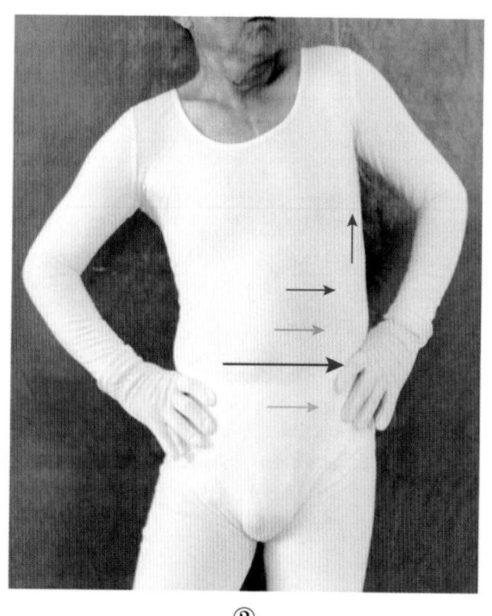

②

图 2–1–23　抻中腹

①向右抻：胸廓与腰椎右移，腹肌同步向右顶，共同配合心口窝沿脐部向右抻，同时将右肋提起，使右抻到尽头处。

②向左抻：胸廓与腰椎左移，腹肌同步向左顶，配合心口窝沿脐向左抻，同时将左肋翘起，让抻牵更到位。

向左顶，配合心口窝沿脐部用力向左抻，同时呼气，抻到尽头处持续抻 3 秒钟，然后还原，吸气。请把动作连续起来，做 4 遍。

【排便作用】动作可将肠道持续横向抻牵，以延展肠曲，促进粪便的移动与排出。常与拔、提等排便动作联合应用，效果更佳。

【保健作用】抻牵，可使内脏产生持续性单方向牵移，会形成一腹两态即“前紧后松”的状态。比如向左抻牵时，内脏向左侧牵移，使左侧因脏器聚集而变得“拥挤”，压力增高，促使脏器之中陈旧血液回流静脉；而右侧相对“宽松”，所形成的持续性低压，使血液大量涌入右侧脏腑，并使微循环畅通。左右交替抻牵，可以充分惠及各个脏腑，改善内脏血液循环。动作有益于拯救内脏的休眠细胞，改善脏器的生理功能。

2. 拔与落

此是由“串法”衍化而来的慢动作，不同的地方是动作要有持续，要将每个动作延长 3 秒钟以上。

“拔”动作如同向上串，上串达到尽头处时，要持续上拔 3 秒钟；“落”的动作如同向下串，下串到会阴部时，也要持续 3 秒。以拔落腹腔为例：

拔落腹腔，是沿正中线垂直拔、落。向上拔提到极限处后，要持续上拔 3 秒钟；向下落到尽头处之后，也要持续 3 秒钟（图 2–1–24）。

【动作要领】以胸廓、腰椎、腹肌、双肩与髋部配合心口窝，使动作向上拔到极限处，向下落到尽头处。

【动作方法】端起心口窝，向上拔时：胸廓向上举，双肩向上耸，腹肌向上顶，共同协助心口窝，垂直向上拔提到顶，拔向咽喉，并将动作持续 3 秒钟，同时呼气；向下落时：胸廓与腰椎垂直向下降，腹肌向下坠，髋部向两侧展开以使会阴部宽松，心口窝尽量向下抵，落向会阴下，将动作持续 3 秒钟，同时吸气。请把动作连续起来，做 2 个八拍。

【排便作用】“拔”法常用在排便时。持续拔提动作，可以提升直肠的位置，延展直 – 肛曲角度，有效克服“肛门别劲”的状态，促使粪便的移动与自然排出，是自然排便法的首选动作之一。

【保健作用】拔落腹腔的作用机理，有点像推拉注射器活栓——当我们

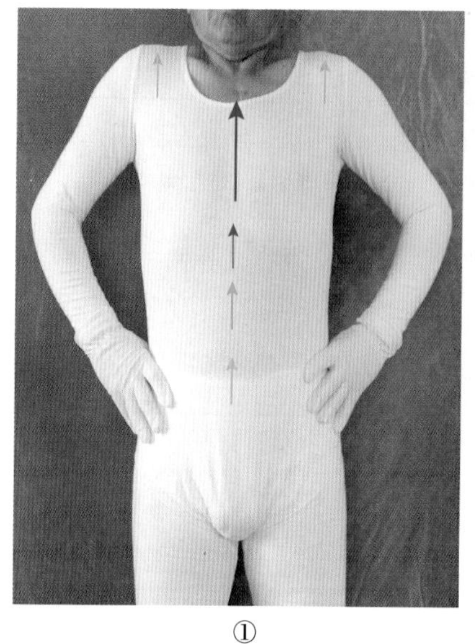

①

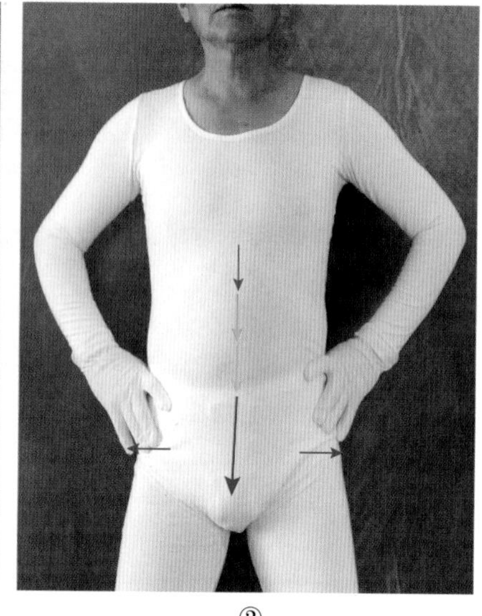

②

图 2-1-24 拔落腹腔

①向上拔：胸廓上举、腹肌上拥、双肩上耸，共同配合心口窝向上拔到顶。
②向下落：胸廓与腰椎垂直下降，腹肌向下压，两髋横向展开，配合心口窝向下落到底。

向上持续提时，可使腹压骤减，所形成的持续性负压能让内脏器官的容积得到充分扩展，促使动脉之中的新鲜血液，大量涌入脏腑。这种负压环境，也会促使内脏毛细血管充分扩展，微循环变得更加通畅。向下持续下落时，腹压骤然增高，内脏器官的容积被压缩，脏器之中的陈旧血液被大量挤出，流回静脉，以排出脏器之中的生理垃圾和有害物质。反复拔落，可改善内脏的血液循环，加快新陈代谢的速度。为此，"拔落腹腔"动作，又被称为"内脏大换血"动作。这个动作不仅能化解内脏缺血的危机，拯救内脏的休眠细胞，改善脏器的生理功能，提升脏腑免疫力，预防内脏疾病，还可以辅助康复各种内脏疾病，成为防止过劳死与积劳成疾的康复动作之一。

3. 纳与努

此动作是由溜法衍化而来的慢动作，与溜法不同的是需将动作持续 3 秒钟。

向后持续收拢为纳，纳到尽头处之后，持续 3 秒钟。向前持续挺出为努，努到尽头处之后，也要持续 3 秒钟。以前努后纳为例：

前努后纳，是以脐部为中心进行的，纳与努反复交替的动作（图 2-1-25）。

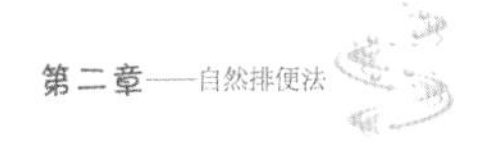

【动作要领】以腹肌与腰椎配合心口窝。

【分解动作】端起心口窝，向后纳时：腰椎向后依、腹肌向后收，心口窝沿脐中向后抵，双肩向前拢，背部向上提，使后腹部宽松，这样可以将腹腔内脏向后收到底，持续 3 秒，同时呼气；向前努时：腰椎向前挺、腹肌向前拥，心口窝向前顶，双肩向后拢，背部向下移，沿脐向前努到极限处，持续 3 秒钟，同时吸气。请把动作连续起来，做 2 个八拍。

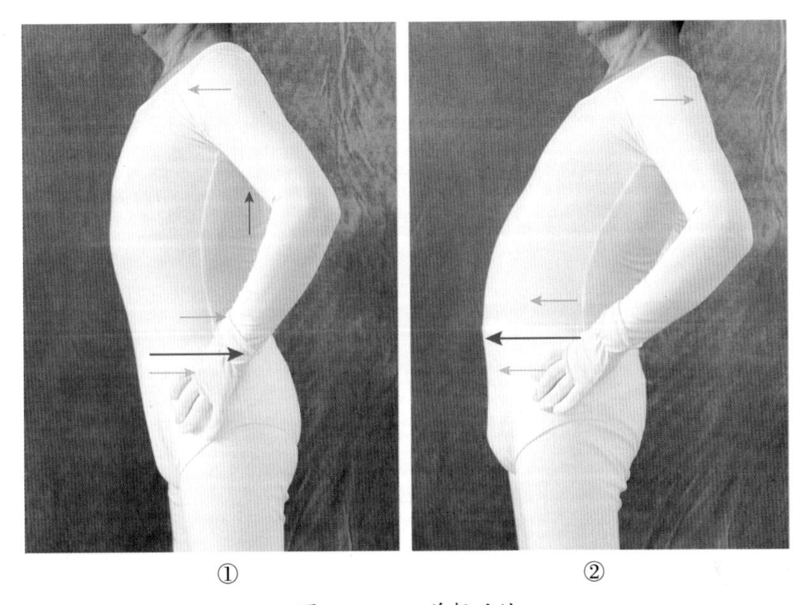

①　　　　　　②

图 2-1-25　前努后纳

①向后纳：腰椎向后依、腹肌向后收、心口窝沿脐部向后抵、双肩向前拢、背部向上提，将腹腔内脏纳向后方极限处。

②向前努：腰椎向前挺、腹肌向前拥、心口窝向前顶、双肩向后拢，沿脐向前努到极限处。

【排便作用】“纳”法常用于排便时，多与其他动作联合应用，主要起配合作用。该动作可将肠道持续向后收纳，以收拢肠道、延展肠曲，促进粪便的移动与排出。

【保健作用】其调控血液的作用机理，也有点像推拉注射器。当我们向后纳时，腹壁向内收拢，腹压增高，内脏容积变小，从脏腑之中溢出的大量陈旧血液涌入静脉；向前努时，腹腔容积增大，让内脏器官的容积得到充分扩展，促使动脉之中的新鲜血液，大量涌入脏腑，加快了内脏的血液循环。因此也是保健内脏、辅助康复各种内脏疾病的常用动作之一。

（四）动作的组合

1. 何谓动作组合

为了提升动作的效果，我们常常选择一些与排便目标相关的多个动作，组成为一个组合，使各个动作相互配合、相互补充。组合动作做起来既有规律，又有效果，是自然排便法常用的方法之一。

2. 动作组合举例

组合一：摆上腹、溜神阙、顺转腹腔、上下串腹，各做 4 个八拍。

以上组合有 4 个动作，动作时，按照先后顺序，从摆上腹开始，做完一个动作之后接着做下一个。每个动作 4 个八拍，逐一做完。

组合二：溜中极、荡会阴、摆下腹、微串膀胱区，各做 4 个八拍。拔腹收肛，做 2 个八拍。

以上组合有 5 个动作，动作时，按照先后顺序，从溜中极开始，做完一个动作之后再做下一个。前面这 4 个动作，每个动作 4 个八拍，逐一做完。后面 1 个“拔腹收肛”动作，做 2 个八拍。

第二节　常用排便动作的方法与技巧

“自然排便法”是用拔、提、抻、牵等相关动作，通过提升和延展肠道，使之所产生的机械性刺激与肠道状态变化的内在条件相互配合，促使粪便加速移动后自然排出的方法。

按照排便动作的方式，分为“运动排便方法”与“操作排便方法”两种；按照动作目的，分为排便、寻便与催便；按照具体应用，分为正常排便、无便意排便和塞便排便。本节将着重介绍常用的排便方法与技巧，如何选择与应用这些方法与技巧，将在下一节中讲述。

一、运动排便原理

“运动排便”，是指通过提牵肠道等动作产生机械刺激并改变肠道形态，引导粪便自然排出的方法。

（一）可以被运动起来的肠道

大家一定很想知道，当我们进行相关动作时，腹腔里面的肠道，究竟能不能跟随这些动作一起动作起来呢？下面，我们在动作时拍摄了多组腹部 X 光片，透视来看一下肠道的位置变化状态。

1. 拔提动作会产生向上牵拉效果

显然，从 X 光片上，我们看不清楚每个肠道的具体形状，但是，我们可以通过光片显示的形态与透光亮度变化信息，看出腹腔的容积改变、肠道位置的移动情况与降结肠位置变化；

（1）腹腔容积变化（图 2-2-1）

将静止与向上拔提时的两张光片进行比较可见，向上拔提时的腹腔高度与静止时的腹腔高度相比向上提升了约 8cm，腹腔整体容积扩展约 1/5。容积

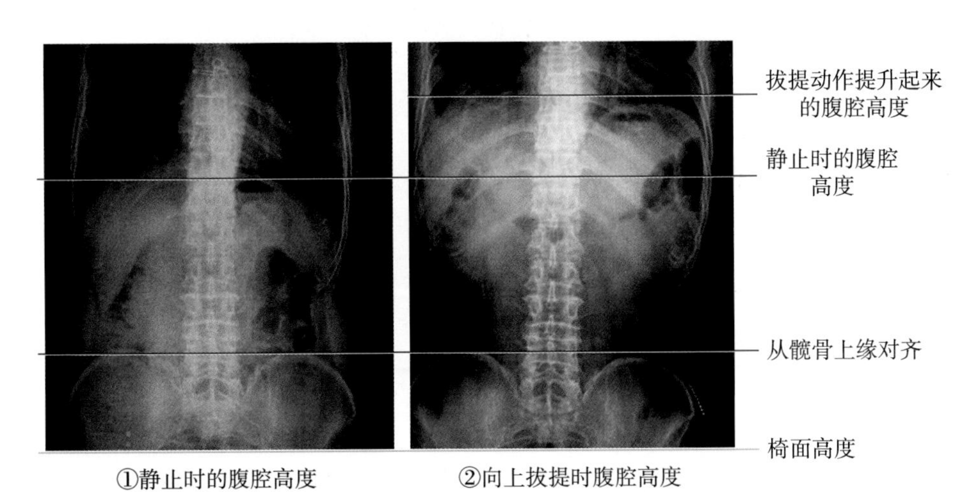

图 2-2-1　拔提动作可将腹腔高度明显提升

变大使腹压降低，有利于改善肠道微循环，对于拯救肠道的休眠细胞、促进便秘康复等，具有重要的意义。

（2）肠道的移动与位置变化（图 2-2-2）

从透光度的差异，可看出肠道的移动与变化状况。一般情况下，脏器密度大的部位，透光度比较差，会显得白亮一些；脏器稀薄的部位，透光度较好，会稍暗一点。从光片上看，静止时腹腔整体白亮，说明内脏密度较高，肠道相互堆积在腹腔之中。向上拔提时腹腔内脏明显上升，从透光度上看，上面白亮，下面较暗，可见腹腔之中的大部分肠道，都被向上提升起来了。这样的改变证明了拔提动作的确可将肠道向上提升，其产生的机械刺激，有望激发结肠的集团蠕动，促进粪便移动与排出，为自然排便法奠定了理论基础。

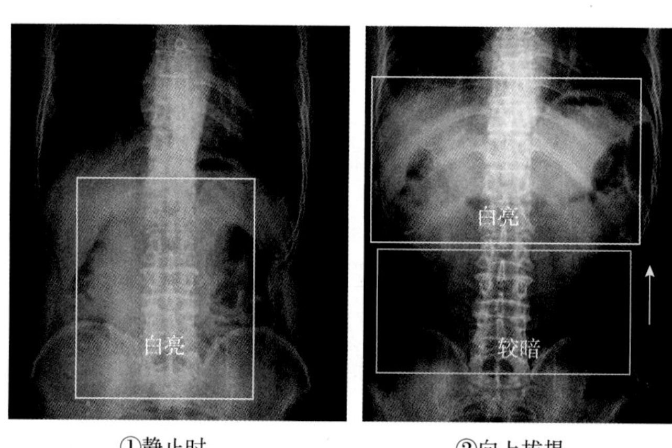

①静止时　　②向上拔提

图 2-2-2　从透光度看肠管位置移动变化

（3）降结肠的提升（图 2-2-3、图 2-2-4）

气体的透光度最好，在光片上呈现黑色。为了观察降结肠的形态变化，我们在拍片时，有意让大量气体留在肠道之中，用来显示肠道的位置变化状态。由于气体一般集中于脾曲部位，可以让我们清晰地看到降结肠（顶端）的位置变化。

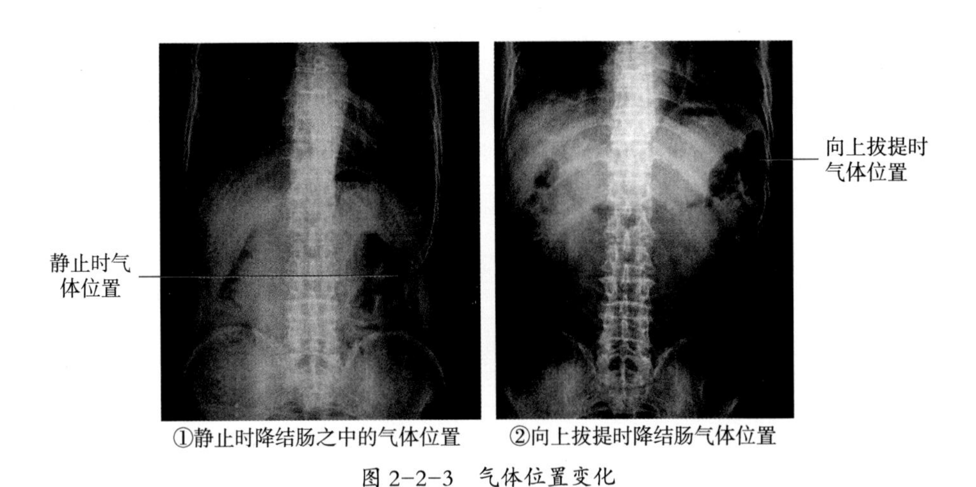

①静止时降结肠之中的气体位置　②向上拔提时降结肠气体位置

图 2-2-3　气体位置变化

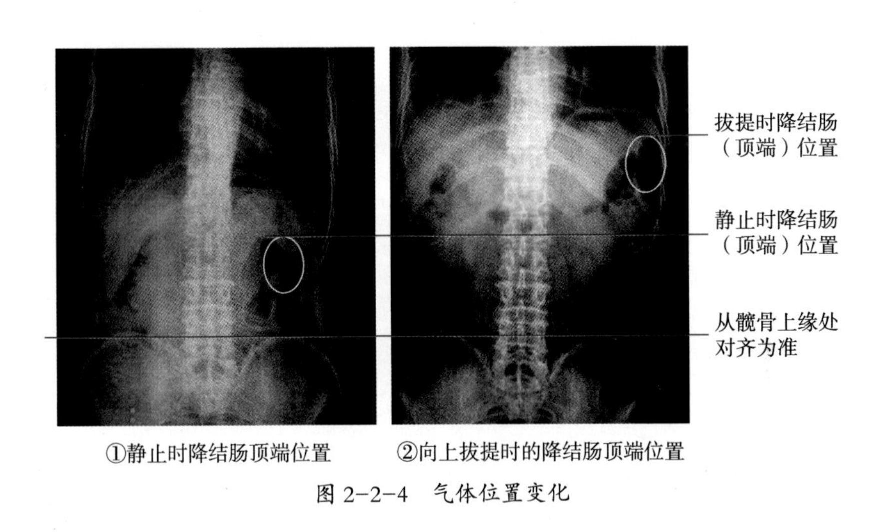

①静止时降结肠顶端位置　②向上拔提时的降结肠顶端位置

图 2-2-4　气体位置变化

在上面的两幅图中，我们可看出，向上提升时降结肠的位置，较静止时明显提升了 8cm 左右。这样的大幅度提升降结肠，可以牵动与之相连的乙状结肠的形态，有望将乙状结肠的肠曲延展开来，形成有利于排便的通道，并有望对直肠产生牵拉效果，缓解直肠“别劲”的状态（图 2-2-5）。这些对比证明，对于解释自然排便法可“形成直排通道”的阐述，具有重要意义。

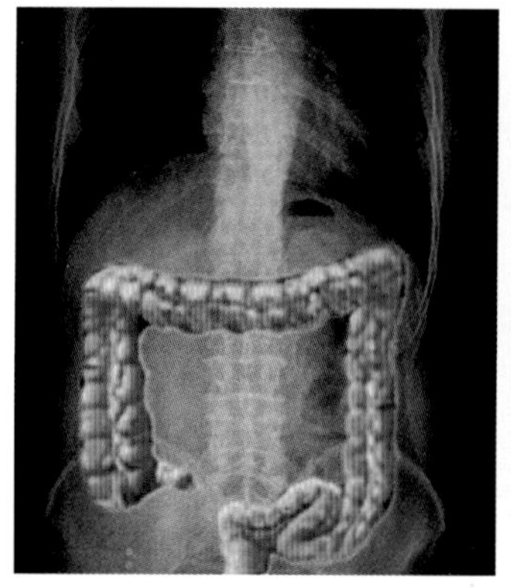
①静止时的结肠形态

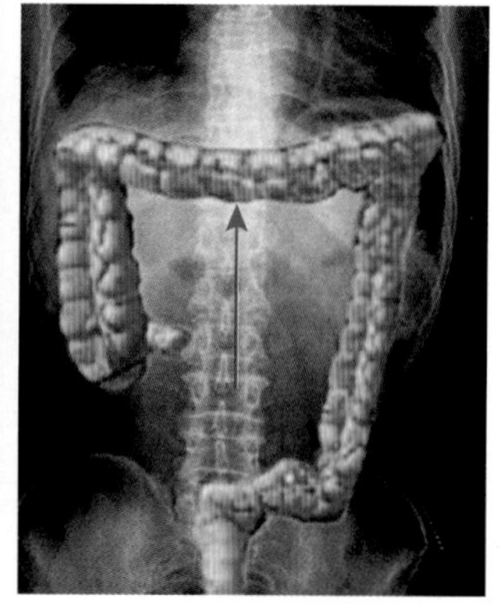
②拔提动作将结肠提升起来

图 2-2-5　乙状结肠被拔提起来的状态示意图

2. 左右抻牵也能产生机械牵拉势态

（1）肠道的位置变化（图 2-2-6）

我们从左右抻牵的两张光片的透光度的差异，可看出肠道向左、向右移动与变化的情况。

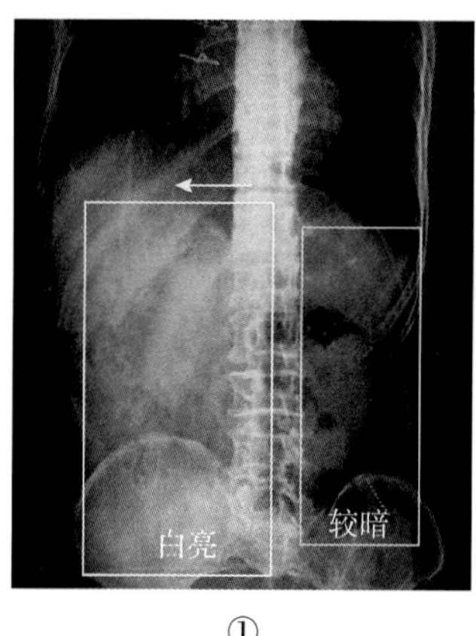

①

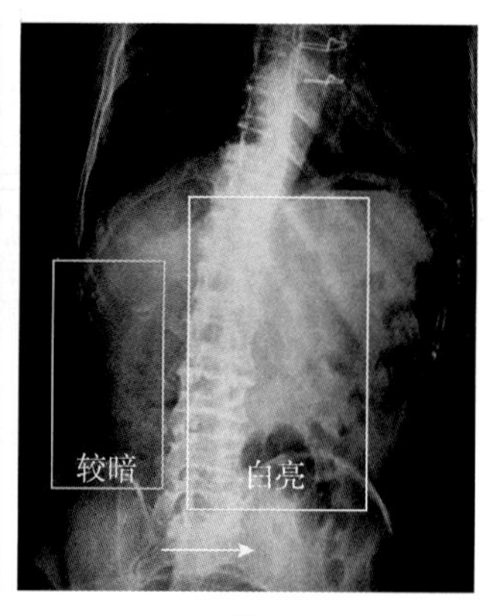

②

图 2-2-6　从透光度上看肠管位置的移动变化

①向右抻牵时，右侧白亮，左侧较暗，说明腹腔中的肠管向右移了。
②向左抻牵时，左侧白亮，右侧较暗，说明腹腔中的肠管向左移了。

向右抻牵时，右侧白亮，左侧较暗，说明肠道移向腹腔的右侧。

向左抻牵时，左侧白亮，右侧较暗，说明肠道移向腹腔的左侧。

（2）降结肠的位置变化（图 2-2-7）

从光片上气体部位的不同，还可以看出降结肠的位置变化。从下图中可见，向右抻牵时降结肠随之向右移，向左抻牵时降结肠随之向左移。

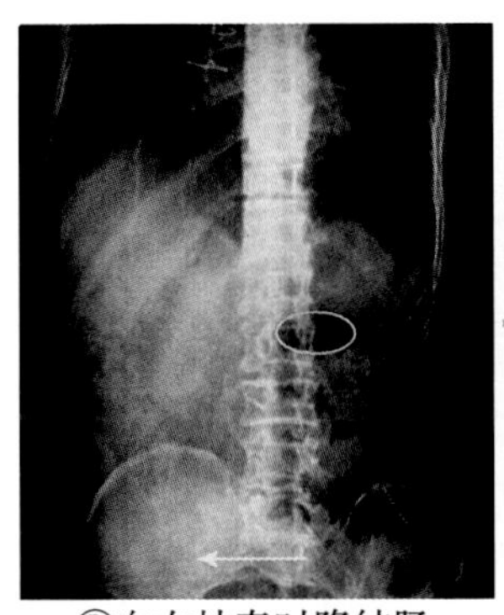

①向右抻牵时降结肠中气体位置

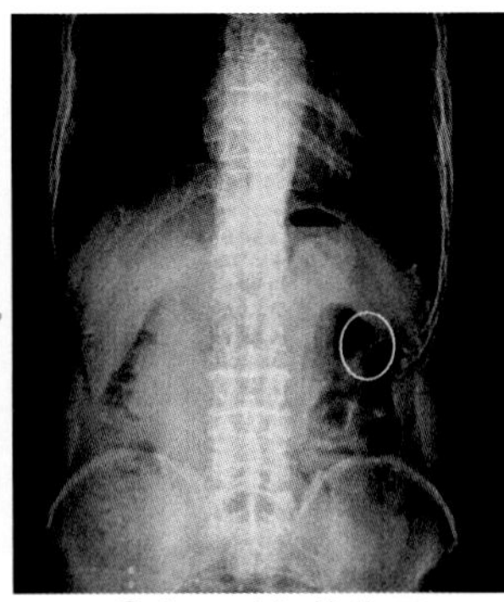

②静止时气体位置

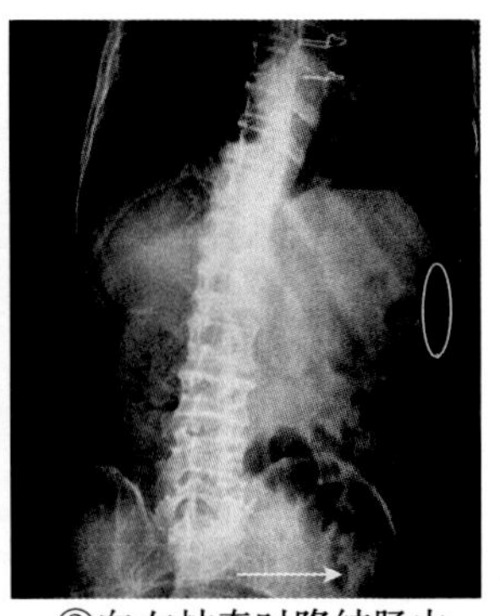

③向左抻牵时降结肠中气体位置

图 2-2-7　左右抻牵时降结肠位置变化示意图

通过对光片的分析，可以基本上判断出大肠移动的情况，证明相关动作可以牵动结肠使之产生各种形态变化，将腹腔之中的肠道运动起来。运动肠道所形成的机械性牵动效果，对于促进人们自然排便，摆脱便秘，具有重要的意义。

人类内脏能够直接运动

（二）运动肠道促进排便

1. 利用消化道平滑肌特性

我们已经知道，消化道平滑肌对电刺激的敏感度较低，但对机械牵拉、温度变化和化学性刺激较为敏感。其中的“对机械牵拉刺激较为敏感”一则，对于运动排便方法具有指导意义。人们采用拔提动作所产生的机械性刺激，可能产生“拔提反射效果”与“拔提势态效果”两种预期效果。

2. 拔提反射效果

自然排便法通过拔提等相关动作，将腹腔内脏向上提升（图 2–2–1），使之产生向上牵拉肠道的机械性刺激，有望引发肠道神经系统的相关反射，促使肠道平滑肌蠕动增强，甚至引发结肠的集团蠕动效果，加快粪便在肠道之中的移动速度，有益于增强排便动力、促进肠液分泌，利于粪便顺利排出。

3. 拔提势态效果

通过拔提动作将大肠向上提升起来（图 2–2–5），改变乙状结肠阻碍粪便运行的势态。通过延展肠道，疏通肠曲，使乙状结肠、直肠、肛管形成一条直排通道，促使粪便自然排出。

二、运动排便方法

（一）常用的排便动作

“自然排便法”之中，可以用于排便的动作很多，以拔提、抻牵等慢动作为例，简介如下：

1. 抻拔左下腹（图 2–2–8）

【要领】以腰椎、左肩、左肋、腰肌与腹肌配合心口窝，沿下腹向左抻，沿左肋持续向上拔提腰骶（直肠区）。动作时，务必将腰椎挺直，才能将骶部的向上拔提动作做到位。动作持续的时间，可视排便需要而适当延长。

【排便方法】端起心口窝，挺胸坐直。由左肋配合腰椎，沿脐部向左持续抻牵，同时左肩、胸廓、腹肌与腰肌共同配合心口窝，沿左肋向上持续拔提直肠区，要尽量拔提到极限处。两个动作同时用力，骶部尽量上提，并持续 5~8 秒钟。动作时呼吸要自然，可以根据排便需要反复进行动作。

一些重度的便秘患者，有时会遇到“塞便”的情况，或者感到排便动力不足，可以采用下面描述的有关办法解决。

【加力方法】感到动力不足时，可以采用以下方法，给动作加力：

（1）右扭髋助力（图 2–2–9）

腰椎、两膝、两髋配合操作，改变直 – 肛曲形态，促进粪便排出。具体

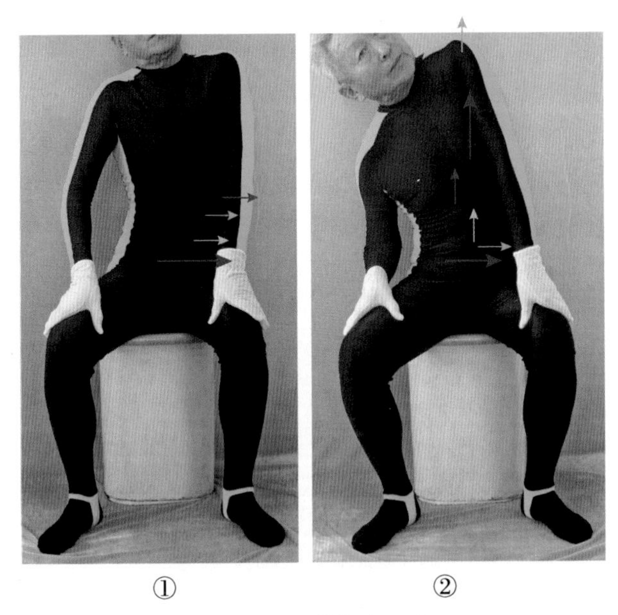

①　　②

图 2-2-8　抻拔左下腹

①向左抻牵：由左肋带动腰椎与腹肌，向左抻牵到底。
②向上拔提：左肩、腰椎与腹肌配合心口窝，沿直肠区向上持续提拔。

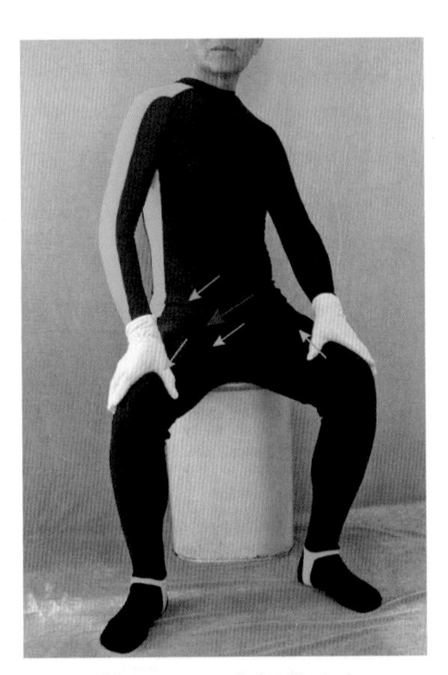

图 2-2-9　右扭髋助力

步骤为：端起心口窝，腰部挺直，右膝向前伸，左膝向后收，髋部向右扭。通过变化直－肛曲角度，促进排便。

（2）撑左肩助力（图 2–2–10）

左手拇指与四指分开，掐按在左腿上，用力向上撑起左肩，借助撑肩动作提振腰椎的拔提力度，使向上抻拔腰骶的动作达到极限来增强动作效果。本方法适合以向上拔提为主的排便动作。

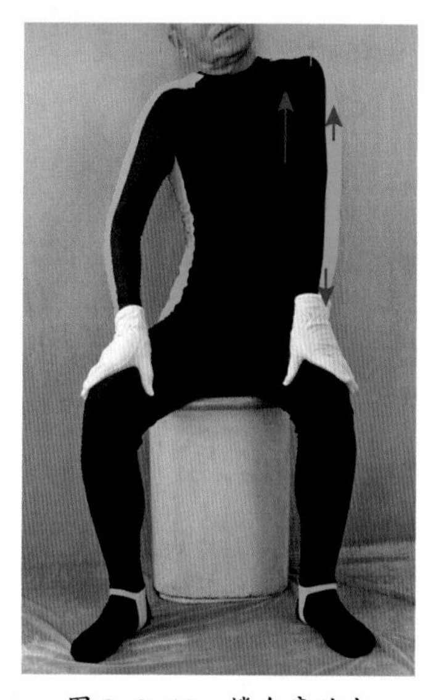

图 2–2–10　撑左肩助力

【操作配合】一旦发现有“塞便”的迹象，立即采用右手“拨秘点单侧旋动法”配合，完成排便（图 2–2–11）。

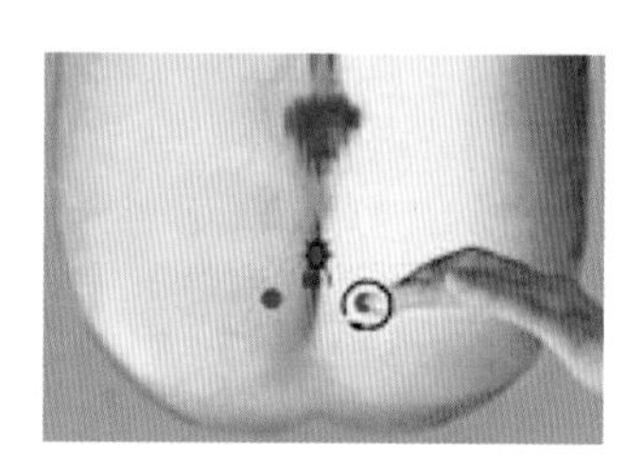

图 2–2–11　拨秘点单侧旋动法

【排便作用】抻左下腹动作，可以延展乙状结肠，促使粪便从乙状结肠移动进入直肠，并推动粪便向下移动。向上拔提动作，可以改变直－肛曲角度，

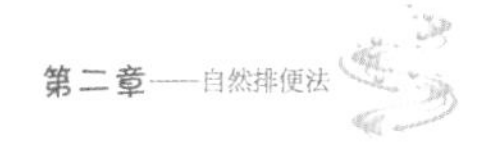

形成直排通道，让粪便自然排出。这种抻拔组合动作，既能催便，又能排便，通常可以加快排便速度，促使“二次排便”一次完成。

【保健作用】通过纵向拔提与横向抻牵腹腔，使腹腔容积空间骤然增大到较大限度，形成“腹腔负压”，给内脏器官营造出一个难得的“超宽松”的生理环境。所形成的负压状态，驱使五脏六腑纷纷扩展自己的容积，毛细血管得以充分舒展，微循环得到全面改善。动作促使动脉新鲜血液大量涌入内脏，去“填补”骤然变大的空间，让富含生命必须物质的新鲜血液充盈五脏六腑。内脏细胞供血的改善，为休眠细胞转化为正常细胞创造了最有利的条件。该组合有益于消除久坐带来的危害，改善脏器生理功能，提升脏腑的免疫力，收获良好的内脏保健功效。

2. 抻拔右下腹

与“抻拔左下腹”的方法与原理相同，只是方向相反。动作是沿右下腹向右持续抻牵，同时将骶部（直肠区）向上拔提，引导粪便移动与排出（即只操作图 2-2-12“拔抻下腹”这套动作中的第②步）。

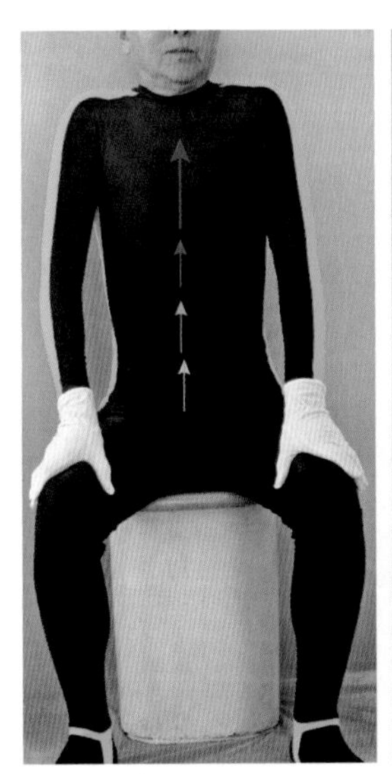
①持续上拔

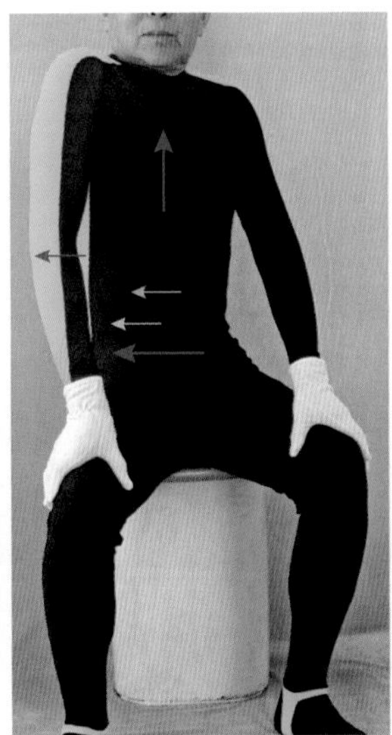
②向右抻

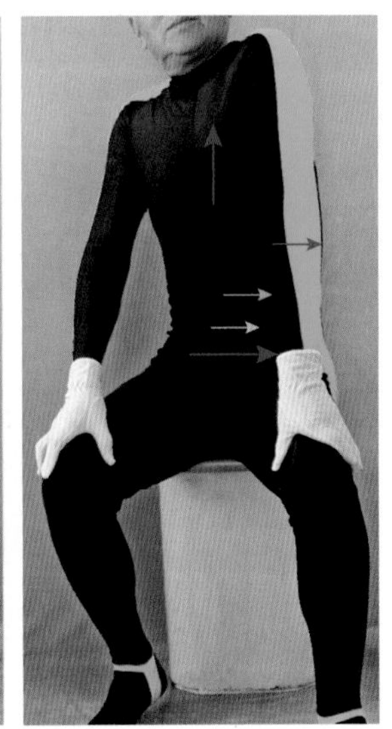
③向左抻

图 2-2-12　拔抻下腹

如果感到排便动力不足或是“塞便”时，可以采用以下相关方法化解：

【加力方法】

（1）左扭髋助力

方向与“右扭髋助力”（图 2–2–9，P97）相反，左膝向前伸，右膝向后收，髋部向左扭，以改变直 – 肛曲形态，促进排便。

（2）撑右肩助力（图 2–2–13）

右手拇指与四指分开，掐按在右腿上，用力向上撑右肩。借助撑肩动作提升腰椎拔提力度，使抻拔腰骶动作达到极限来增强动作效果。

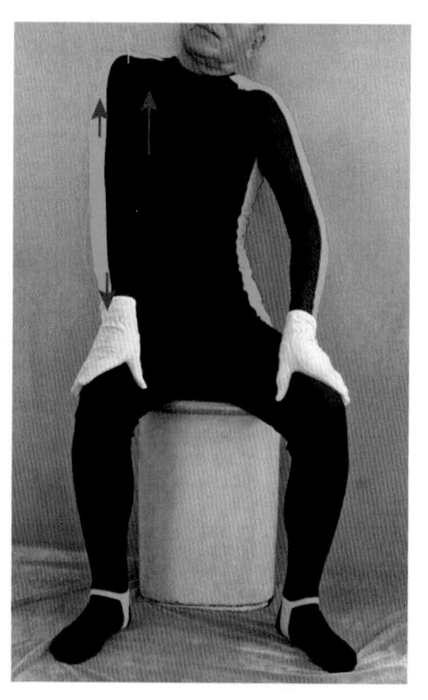

图 2–2–13　撑右肩助力

【操作配合】一旦发现有“塞便”的迹象，立即采用左手“拨秘点单侧旋动法”（图 2–2–11，P98）配合，完成排便。

【提示】排便时，抻拔左下腹与抻拔右下腹两个动作可交替进行。比如做抻拔左下腹两次，再做抻拔右下腹两次，反复交替操作帮助完成排便活动。

3. 拔提左肩（图 2–2–14）

“拔提左肩”与“抻拔左下腹”的原理相似，只是操作较之简单一些，比较适合于中老年人。

【要领】以胸廓、左肩、腰椎、腰肌与腹肌配合心口窝，左肩上拔到顶，右肋向左收到底，以尽量拔提骶部，将直肠区向上提升。

【排便方法】端起心口窝，腰椎挺直，将左肩向上提，右肩尽量下沉（形成左肩高、右肩低的姿态），以腰椎为主导，将右肋缘向左顶到底，左肩、左胸、腹肌共同配合心口窝，沿直肠区尽量向上拔提，要拔提到极限处，持续拔提 5~8 秒钟，动作时呼吸要自然。

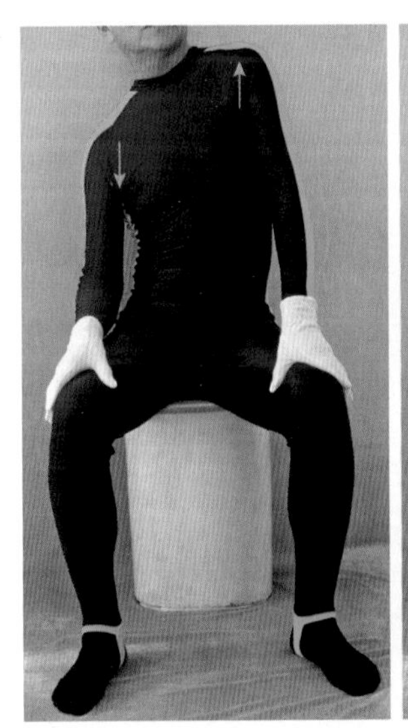

a.提左肩

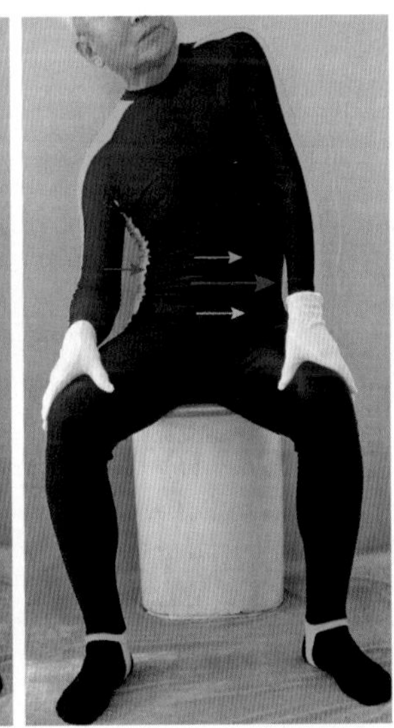

b.收右肋

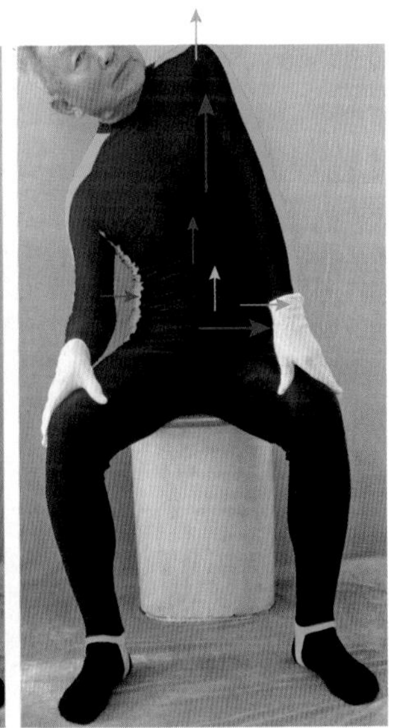

c.拔提左肩

图 2-2-14　拔提左肩

【加力方法】①“右扭髋助力”，方法请参照图 2-2-9（P97）；②“撑左肩助力”，方法请参照图 2-2-10（P98）。

【操作配合】如发现有“塞便”的迹象，立即采用右侧“拔秘点单侧旋动法”（图 2-2-11）配合，完成排便。

【保健作用】请参照“抻拔左下腹”相关内容。

【提示】右肋尽量向左顶，要顶到底；左肩要上拔到顶；骶部要尽量上提。动作可反复进行，或与“拔提右肩”交替进行。

4. 拔提右肩（图 2-2-15）

【要领】以胸廓、右肩、腰椎、腰肌与腹肌配合心口窝，右肩上拔到顶，左肋向右收到底，尽量拔提骶部以将直肠区向上提升。

【方法】端起心口窝，腰椎挺直，将右肩向上提，左肩向下沉，左肋缘向右顶到底，右肩尽力上拔，腹肌尽量向上提，提到极限处持续拔提 5~8 秒钟。拔提右肩方法与拔提左肩基本相同，只是方向相反。动作时呼吸要自然，动作持续的时间可视排便需要而定。请将以上动作多练习几遍。

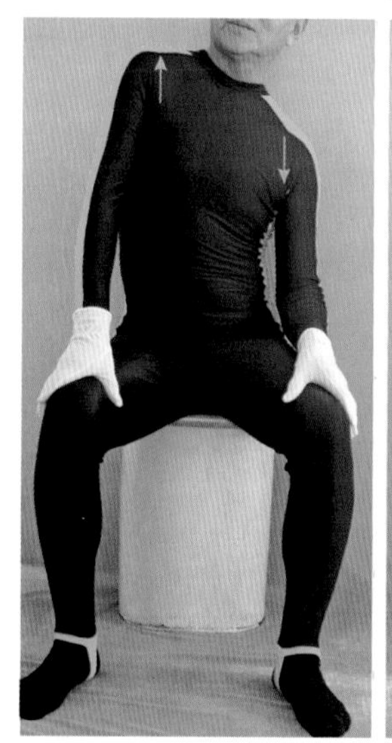
①提右肩，沉左肩

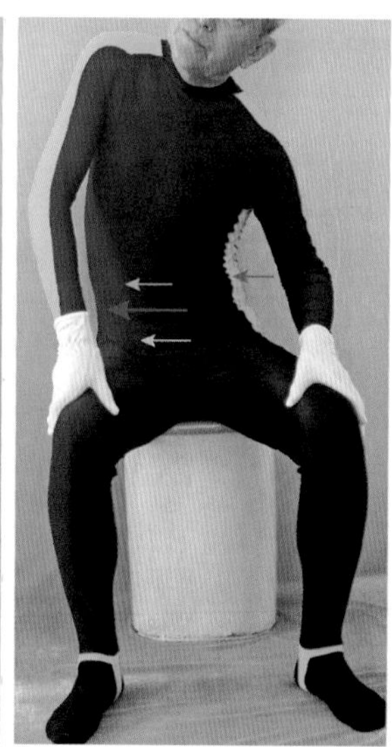
②右肋缘向左顶

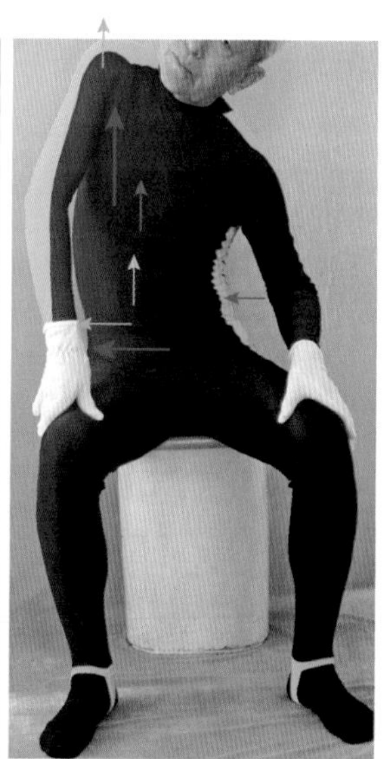
③左肩尽力上拔

图 2-2-15　拔提右肩

【加力方法】如果感到排便动力不足时，可以配合“撑右肩助力”（图 2-2-13 和“左扭髋助力”（图 2-2-16）。

【操作配合】一旦有“塞便”的迹象，立即采用左侧“拨秘点单侧旋动法”（图 2-2-11）配合以助排便。

【提示】以上两个动作方法相同，方向相反，可以配合使用。比如拔提左肩两次，再拔提右肩两次，反复交替进行。

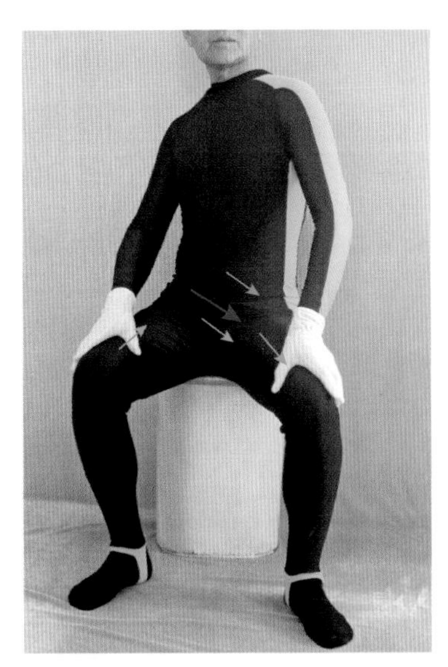

图 2-2-16　左扭髋助力

5. 右扭髋纳拔（图 2-2-17）

【要领】以腰椎、两髋、双肩、两肋、腰肌与腹肌配合心口窝，进行扭髋、纳腹、沿骶部向上拔提，以将直肠区向上提起。

【排便方法】端起心口窝，腰部挺直，右膝向前伸，左膝向后收，使髋部右扭，接着腰椎向右转动，带动骶部右转，下腹向后收纳到底。双肩上耸，胸廓上举，腰椎向上提，腹肌向上顶，心口窝沿骶部（直肠区后面的骶骨部位）持续向上拔提。以上三步动作同时持续，操作 5~8 秒钟，动作时呼吸要自然。

【加力方法】如果感到排便动力不足，可以同时采用“撑双肩助力”〔图 2-2-10（P98）、图 2-2-13（P100）〕。

【操作配合】如发现有“塞便”的迹象，立即采用“拔秘点双侧同步旋动法”配合，完成排便（图 2-2-18）。

【排便作用】①扭髋可使直－肛曲改变形态，角度有所扭转，便于开启直排通道，促进粪便排出。②持续后纳，将动作区域向后集中，有助于提升拔提力度，可促使肠曲延展，以促进粪便移动。③持续向上拔提，可将直－肛曲向上提升与拉伸，让角度进一步变缓，减轻“肛门别劲”，形成直排通道，让粪便自然排出。

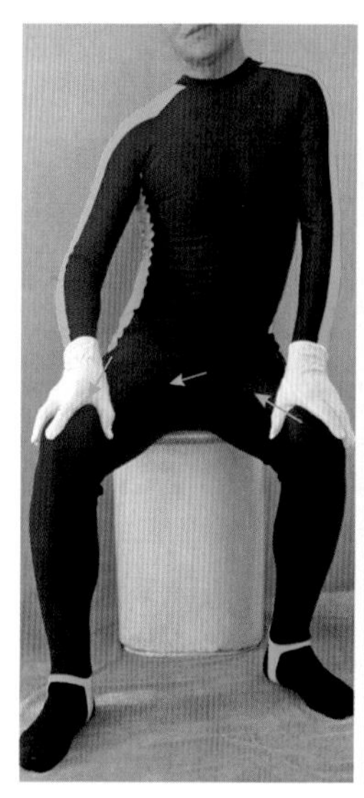
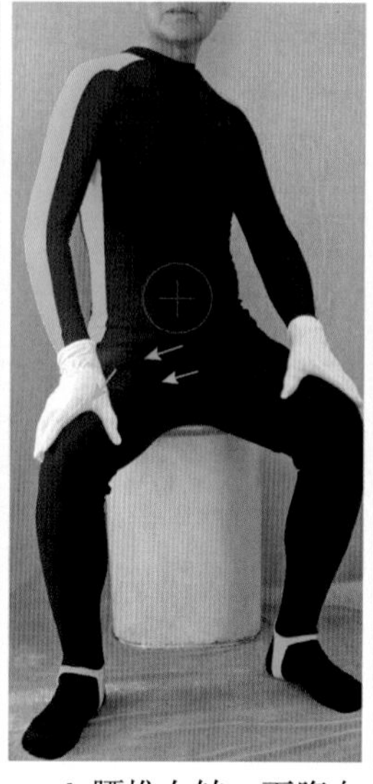
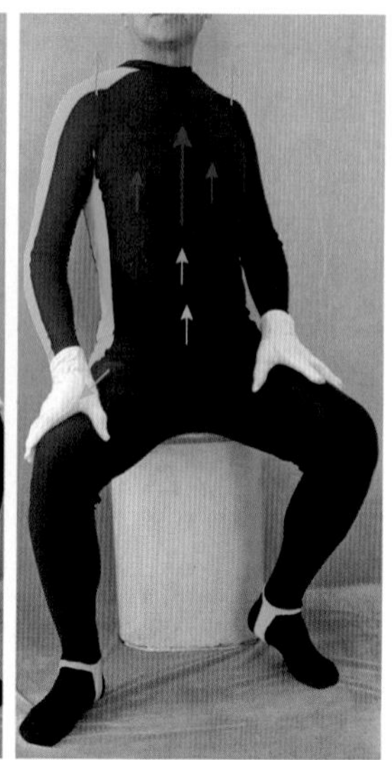

a.右膝前伸，左膝后收，髋部右　b.腰椎右转，下腹向后收纳　c.各部位配合心口窝沿直肠区持续向上拔提

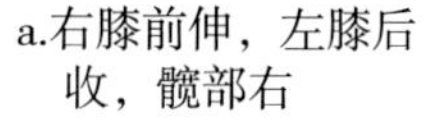

图 2-2-17　右扭髋纳拔

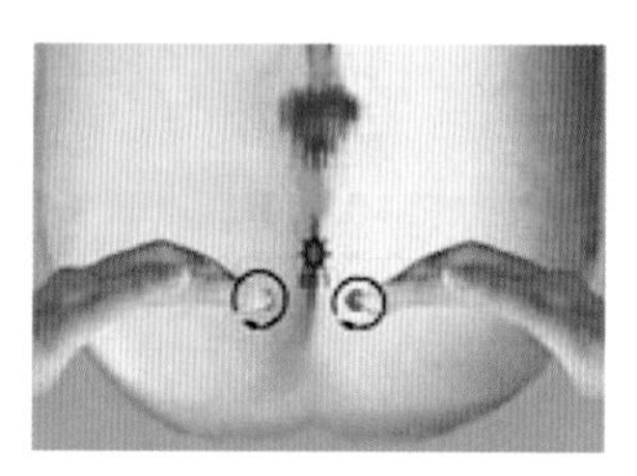

图 2-2-18　拔秘点双侧同步旋动法

【保健作用】①“扭髋”可以改变盆腔与会阴部的状态，有益于改善包括直肠、尿道、前列腺、膀胱、卵巢、子宫、阴道等等部位供血。②拔提动作，可以使心脏、肺、胃、脾、胰、肠道、肾脏等器官的容积得到充分的扩展，全面加快血液循环。

【提示】双膝的前伸与后收，动作要到位。下腹向后要收到底，左肩上提与拔提骶部都要达到尽头处，以将扭转的直－肛曲上提到最大限度。动作可以反复进行，也可与“左扭髋纳拔”左右交替进行。

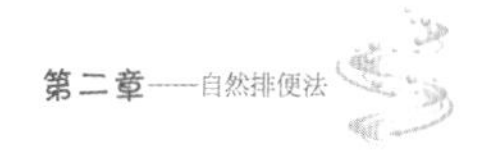

6. 左扭髋纳拔

动作与“右扭髋纳拔”（图 2–2–17）动作相同，方向相反。自行练习即可。

如果感到排便动力不足，可以同时采用“撑右肩助力”，请参照图 2–2–13。

7. 右扭髋抻纳（图 2–2–17）

【要领】以腰椎、两髋、右肩、右肋与腹肌配合心口窝，进行扭髋、纳腹的动作，并沿下腹向左抻牵，以牵动直肠与乙状结肠，促进排便。

【排便方法】端起心口窝，腰部挺直，右膝向前伸，左膝向后收，使髋部右扭，接着腰椎随着扭髋右转，并将下腹持续向后收纳。腰椎、左肋与腹肌共同配合心口窝，沿下腹向左持续抻牵 5~8 秒钟，动作时呼吸要自然。动作持续的时间长短，可视排便需要而变化。

【加力方法】如果感到排便动力不足，可以同时采用“向右搬腿助力”。方法是右手五指并拢，勾住左侧大腿或膝部，向右反方向搬腿（左腿挺直不动）。左肋与腹肌借力向左抻牵，以增强向左抻牵力度，可使左抻的力度成倍增加。

【操作配合】如发现有“塞便”的迹象，立即采用“拨秘点双侧同步旋动法”（图 2–2–18）配合，完成排便。

【排便作用】①扭髋改变肛管形态，利于粪便排出；②下腹持续抻纳，影响直 – 肛曲角度，便于粪便自然排出。

【保健作用】持续性的抻纳动作，使内脏器官向左延展，改善下腹部脏器的血液循环，加强脏腑生理功能，促进便秘康复。

【提示】扭髋动作要到位，下腹向后要收到底，抻牵动作要达到尽头处，以加速粪便移动与排出。动作可以反复进行，也可与“左扭髋抻纳”左右交替进行。

8. 拔提直肠区（图 2–2–19）

此是最直接、最简单的排便方法之一，适合学生、青壮年、儿童与轻度便秘患者等广大人群使用。

【要领】以双肩、腰椎与腹肌配合心口窝，沿骶部（直肠区后）垂直向上拔提，双肩上耸配合，将直肠区向上提起，形成直排通道。

【排便方法】端起心口窝，腰背挺直，双手撑膝，双肩、腰椎、腹肌与腰肌协助心口窝，沿骶部向上拔提。可同时用双臂撑腿助力，以增强腰骶上拔力度。持续拔提 5~8 秒钟（视排便需要可适当增减），将粪便排出。动作可以反复进行，呼吸要自然。

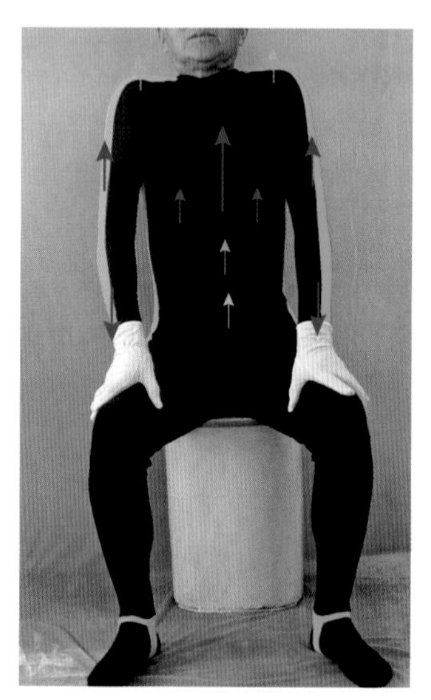

图 2-2-19　拔提直肠区

【加力方法】如果感到排便动力不足，可以同时采用“交替扭髋”加力（图 2-2-20），“左右抻腹”助力（图 2-2-21），可以左右交替进行操作。

【操作配合】如发现有“塞便”的迹象，立即采用“拨秘点双侧同步旋动法”（图 2-2-18）配合以助排便。

【排便作用】提升肠道，延展直－肛曲角度，形成直排通道，促进粪便排出。

【保健作用】使腹腔有效空间骤然增大，而形成胸、腹、盆三腔持续进入“负压”状态。其重点意义在于给心、肺、肝、肾、脾等内脏器官营造出一个难得的舒展、宽松的生理环境，有利于唤醒内脏休眠细胞，呵护内脏健康，提升免疫力。

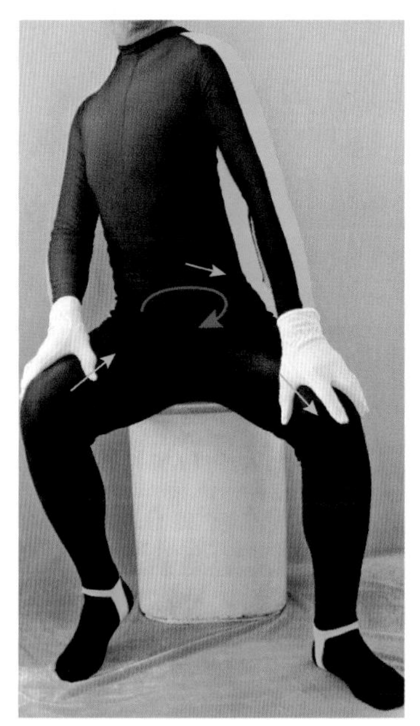

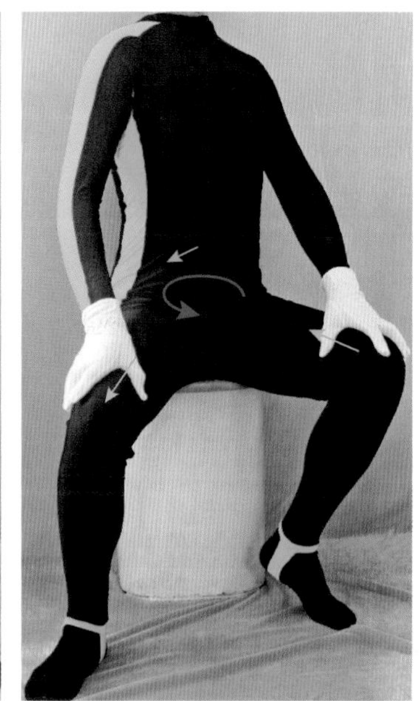

①左扭髋　　②右扭髋

图 2-2-20　交替扭髋

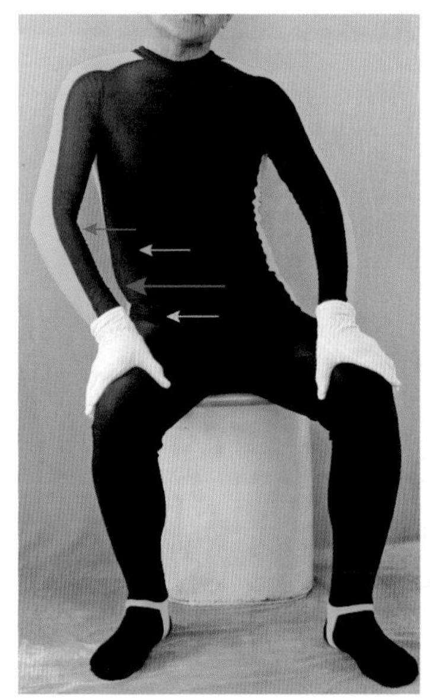

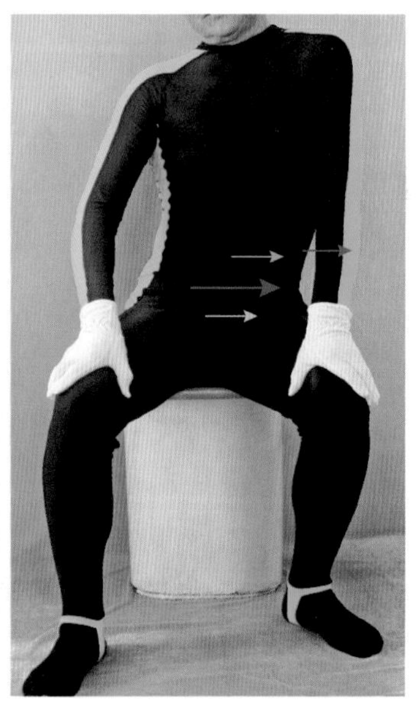

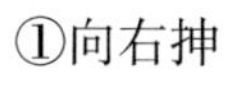

①向右抻　　②向左抻

图 2-2-21　左右抻腹

9. 交替扭髋（图 2–2–20）

此是更加简单的排便方法之一，正常排便的人群和轻度便秘的患者都可操作。

【要领】 挺胸坐直，左右扭髋，动作由腰椎与髋部共同扭动。扭到底之后要持续数秒钟，给排便以充分的反应时间。然后再扭向另一侧，动作要缓慢到位。

【排便方法】 端起心口窝，腰背向上挺直。向左扭髋的动作是，腰椎配合臀部向左扭（左膝向前、右膝向后），腹肌牵引下腹部随之向左扭转，使髋部尽量左扭，腹肌尽量左抻，同时吸气。动作持续数秒钟，促使粪便下移与排出。向右扭髋的动作是，腰椎配合臀部向右扭，下腹部随之左转，使髋部尽量右扭，同时呼气，动作持续数秒钟。如此左右反复交替，动作时呼吸要自然。

【加力方法】 如果感到排便动力不足，可以同时采用“拔提直肠区”加力，动作请参照图 2–2–19（P106）；“左右抻腹”加力，动作请参照图 2–2–21。

【操作配合】 一旦发现有“塞便”的迹象时，立即采用“拨秘点单侧旋动法”（图 2–2–11，P98）配合以助排便。

【排便作用】 交替扭髋可以通过改变直 – 肛曲形态，给粪便下移与排出创造必要条件。扭髋也可影响乙状结肠的形态变化，具有一定的催便效果。

（二）排便“加力”方法

排便加力，适用于排便动力不足的人群。每当人们遇到粪便干硬难以排出的情况时，就需要采用加力（又称“助力”）的方法，以提升排便力度。可用于排便加力的动作很多，下面介绍几种常用的方法：

1. **搬腿加力**（图 2–2–22、图 2–2–23）

搬腿助力适合于以横向抻牵为主的排便动作。具体步骤是：向左抻牵时，右手五指并拢，勾住左侧大腿或膝部，向右搬腿，促进腹肌与左肋向左侧反方向发力。如带动左肩与胸廓向左抻，可使抻牵力度成倍增加。向右抻牵时，动作相同方向相反。

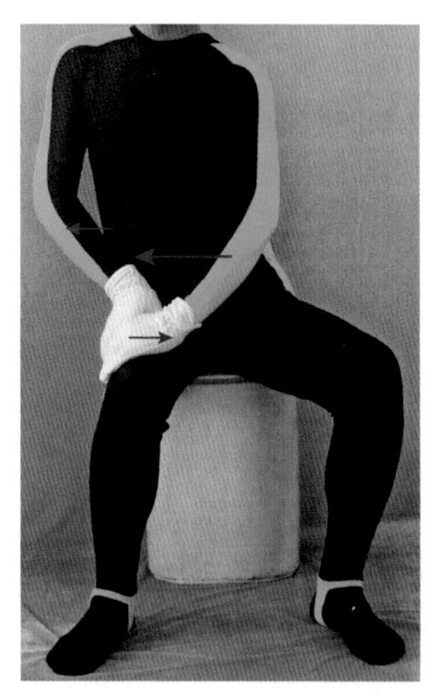

图 2-2-22　向左搬腿加力

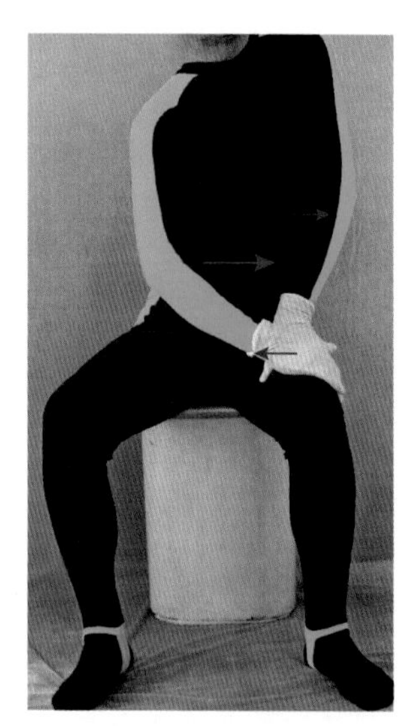

图 2-2-23　向右搬腿加力

2. 撑肩加力

撑肩助力适合于以向上拔提为主的排便动作。具体步骤是：拇指与四指分开，掐按在靠近膝盖的大腿上，用力向上撑肩，借助撑肩动作提振胸廓的上撑力来增强拔提的力度。“撑左肩加力”请参照图 2-2-10（P98）；“撑右肩加力”请参照图 2-2-13（P100）。提到“撑肩加力”时，是指两肩同时上撑助力，该动作常用于各种拔提与抻牵动作，如抻拔左下腹、抻拔右下腹、拔提左肩、拔提右肩等动作的加力。

3. 扭髋加力

是以腰椎、腹肌、两膝、两髋配合，左右交替扭髋，以改变直 - 肛曲形态，促进粪便排出的方法。具体步骤为：端起心口窝，腰部挺直，左膝向前伸，右膝向后收，腰椎配合臀部向左扭，以促进排便。右膝向前伸，左膝向后收，腰椎配合臀部向右扭，以促进排便。“右扭髋加力”请参照图 2-2-9（P97）；“左扭髋加力”请参照图 2-2-16（P103）。该方法常用于各种排便动作的加力。

4. 左右抻腹（图 2-2-21，P107）

此是以左肋（或右肋）与腹肌配合心口窝，沿脐部向左（或向右）持续抻牵的动作。具体步骤：向右抻腹时，右肋带动心口窝，沿脐（神阙穴）向右抻，腹肌向右顶配合，持续抻牵数秒钟，以增强排便力度。向左抻腹时，以同样方法沿脐向左持续抻牵。该方法常用于交替扭髋排便时抻腹助力，也可用于排便、寻便与催便。

5. 拔提直肠区加力

动作请参照图 2-2-19（P106）。常用于各种排便动作的加力。

（三）儿童自然排便

儿童排便，以拔提直肠区与左右扭髋两个动作为主，方法如下：

1. 幼儿排便

让幼儿坐在有防护的坐便器上，由家长操作并示教。

方法一：拔提直肠区（图 2-2-24）

【排便方法】双手把住幼儿两腋，动作轻柔，向上缓缓提升，提升到臀部快要离开便盂时停止，此时维持 2~3 秒钟，然后还原。动作反复进行，直到排便结束。当出现排便时，要以轻松的语言提示："排便喽"！之后，一边说

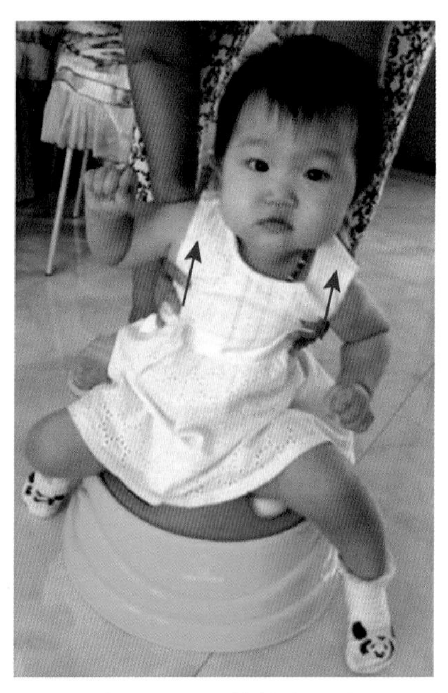

图 2-2-24　拔提直肠区

提示语一边做动作，启示幼儿渐渐掌握这种排便方法，以达到最后说一声“排便喽”幼儿就能自行拔提直肠区排便的效果。请注意，千万不要再“吭哧吭哧”地，向幼儿示范挤压式排便方法。

【排便作用】提升肠道，延展直–肛曲角度，形成直排通道，促进粪便排出。

【保健作用】使腹腔有效空间骤然增大，促进血液循环，益于幼儿成长发育。

方法二：左右扭髋（图 2–2–25）

【排便方法】双手把住幼儿两侧大腿，轻轻地左右扭髋。向右扭髋时，右手向前移，左手向后移，使幼儿髋部右扭，并持续 2~3 秒钟。向左扭髋时，左手向前移，右手向后移，使幼儿髋部左扭，并持续 2~3 秒钟。如此左右交替扭髋，反复进行操作，直到排便结束。当幼儿排便时，要以轻松的语言提示：“排便喽！”启示幼儿，并不断提示，使之渐渐掌握扭髋排便方法。动作要缓和轻柔，不可过分用力。

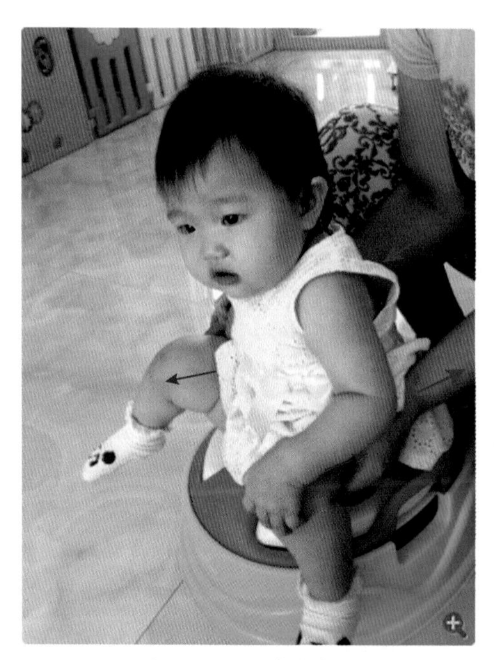

图 2–2–25　*左右扭髋*

【**排便作用**】让直－肛曲角度变缓，促进粪便排出。

【**提示**】上面两个方法也可以同时进行，或者交替进行。

2. 生活小常识

（1）幼儿排便时移动方法

幼儿坐在床上玩耍，显出要排便的迹象时，大人们多会下意识从幼儿腋下将其托起，把幼儿拎到便盂上，这样经常会弄得床上、地上，一路都是粪便。这是因为当人们向上拎起幼儿时，正好是在采用“拔提直肠区排便法”，促进了幼儿的排便过程。

正确方法是：用双手托住幼儿臀部，轻轻放在便盂上，然后再把住幼儿腋下，轻轻向上提升来促进排便。

（2）干硬粪便的排出方法

幼儿有时也会偶尔出现干便，排出缓慢而且困难。遇到这种情况时，可以由家长实施“操作排便法”，帮助幼儿将干便排出。

方法是：将右手中指指腹着于幼儿右侧拨秘点（图 2–2–26）上，轻轻按拨（图 2–2–27）或者逆时针旋动（图 2–2–11，P98）。动作要缓和轻柔，不可用力。

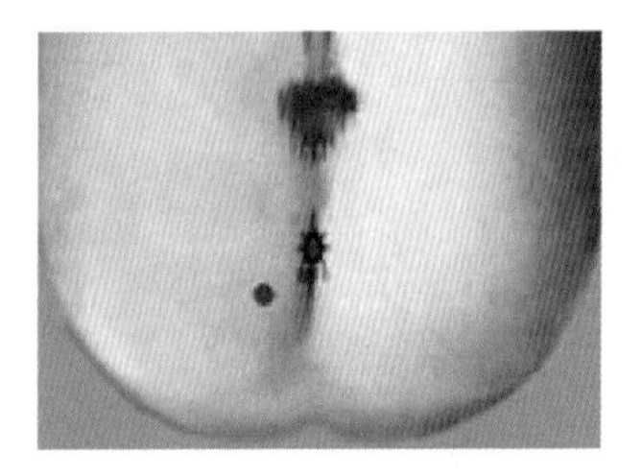
图 2–2–26　右侧拨秘点

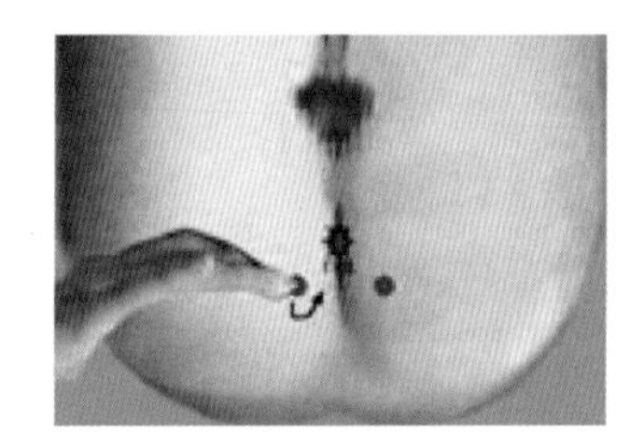
图 2–2–27　拨秘点按拨法

3. 学龄前儿童排便

让孩童学会“拔提直肠区”与“左右扭髋”（图 2–2–25）两个动作。

具体步骤：①做拔提直肠区，要挺胸坐直，双手撑膝，将腰部向上提，做出如同要站起来时的动作。持续几秒钟，将粪便排出（图 2–2–19，P106）。②做左右扭髋，向左扭时，左膝向前伸，右髋向后扭，腰部向右转，促使粪便排出。向右扭时，右膝向前伸，左髋向后扭，腰部向左转。左右交替操作，

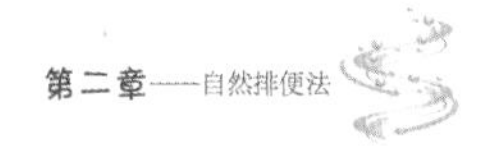

完成排便过程。

4. 小学生排便

小学生已具备理基本的解能力，可以结合排便原理，掌握自然排便方法。

三、操作排便法

操作排便，是专门用于解决“塞便”与排便困难的方法，也是便秘患者需要掌握的应急方法。人们只要降伏了“塞便”，就破解了便秘的威胁，从此可告别泻药与灌肠，可以逐渐不再受到便秘的困扰。

“操作排便方法”是通过手指来牵动相关敏感部位，改变肛管形态、克服肛门“别劲”，促使粪便移动与排出的方法。常用的操作部位，主要有排秘点、拨秘点、肛前控制点与肛后保护点（图 2-2-28）。其中用于排解“塞便”的是排秘点与拨秘点，主要针对经常出现“塞便”症状的人群，例如功能性便秘患者、孕妇、产妇、腹腔肿瘤患者、排便困难的老年人等，偶尔遇到“塞便”问题的年轻人或是服用处方药物后出现便秘症状的患者也可使用。掌握了“操作排便方法”也有望让人们放心进行药物医疗，从此不再拒绝可能引发便秘的首选治疗药物。肛前控制点与肛后保护点，适合患有肛肠疾病的患者排便时保护病灶。

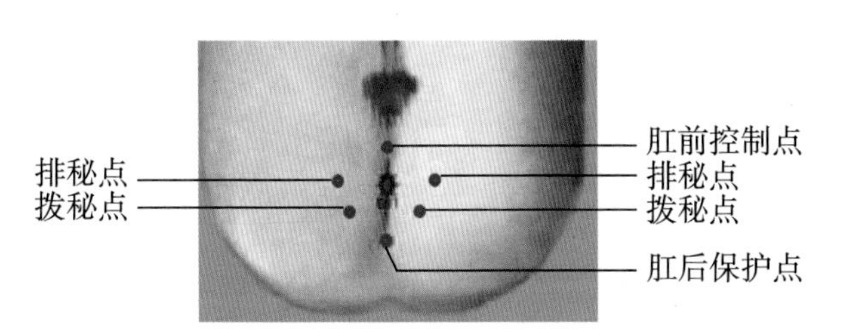

图 2-2-28　操作排便各点示意图

“操作排便法”还是可以由他人帮助实施的排便方法。偏瘫患者、病情严重需卧床的患者或是年龄较小的孩童，遇到“塞便”时，可由家属或者护工协助实施操作排便来代替用手抠出粪便的方法，既有效，又安全。人们可以采用操作排便法，妥善排解便秘的困扰。操作时，可以与运动排便方法中的“拔提直肠区”（图 2–2–19，P106）和“交替扭髋”（图 2–2–20，P107）配合，一边操作一边提升直肠，克服肛门“别劲”，效果会更好。注意操作时要自然呼吸，不能憋气。

（一）排秘点操作方法

排秘点位于肛门旁开 1 寸（约一横指外），左右各一点。取位时，在距离肛门两侧约 1 横指外，可以触到一块前后方向的骨缘（骨盆底缘），排秘点在这骨缘与肛门平齐相对之处。

1. 排秘点按拨法（图 2–2–29）

【方法】将右手（或左手）中指指腹，着于同侧排秘点上，拨动便块，使之向下移动。可以左右交替操作，也可以同时采用“抻拔左下腹”或“拔提左肩”等排便动作配合，以加快排便速度，并将余便排完。

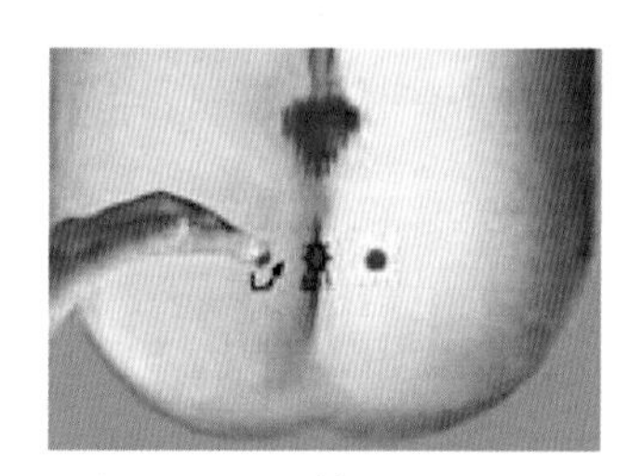

图 2–2–29　排秘点按拨法

【作用说明】按拨排秘点，直接拨动便块，使之向下移动，将粪便排出。

【提示】要用指腹按拨，避免指甲损伤局部皮肤组织。

【用途】常用于一般塞便，以及由于憋便时间过久导致便意消失的情况。也可用于化解功能性便秘患者的塞便。

2. 排秘点按搓法（图 2–2–30）

【方法】用中指的指腹（或中指与无名指的指腹并拢），固着于同侧排秘点处，轻轻地按住便缘，搓揉便块，将颗粒状粪便按搓成小颗粒，使之容易排出。动作可以左右交替进行，并不断变换与便块接触的位置和角度，促进排便。

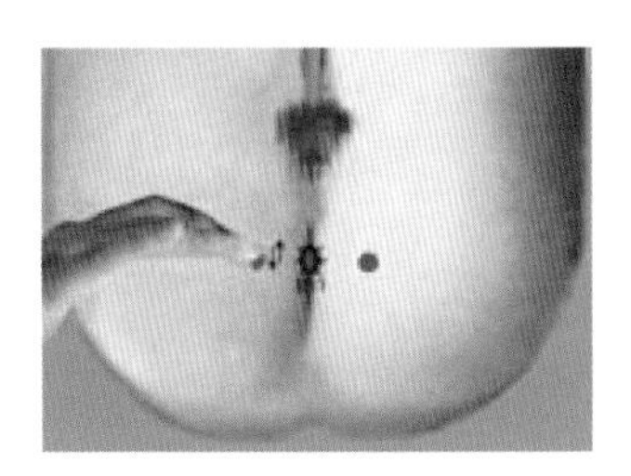

图 2-2-30　排秘点按搓法

【作用说明】颗粒状粪便虽粗大坚硬，但比较松散，可以将其揉碎以便排出。

【提示】要带动皮肤下的组织，避免手指与表层皮肤摩擦，用力不必过大，避免局部损伤。

【用途】本方法专门用于颗粒状便秘与塞便的排解。

3. 排秘点单侧牵抻法（图 2-2-31）

【方法】将中指或者任意手指的指腹，固着在同侧排秘点上，用手指轻轻地向外侧牵拉肛门，再轻轻送回，动作可以左右交替。操作时，也可配合以“左右抻拔”等运动排便方法，加速排便。

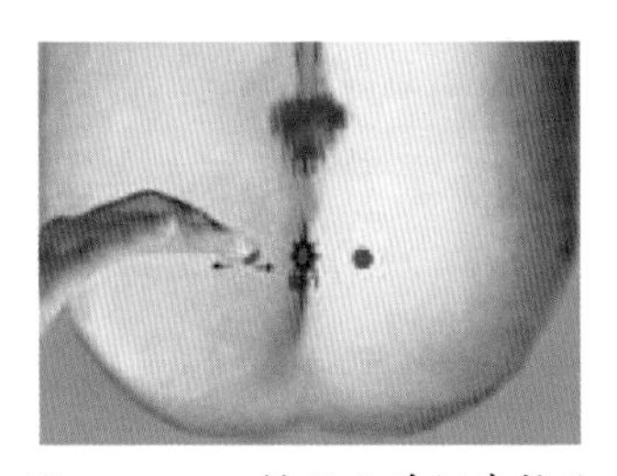

图 2-2-31　排秘点单侧牵抻法

【作用说明】通过往返推送，改变便块与肛管之间“别劲”的状态，促使粪便排出。

【提示】要用指腹固着在排秘点上，带动皮肤下的组织，避免手指与表层皮肤摩擦。

【用途】用于排解一般的便秘与塞便。

4. 排秘点双侧同步牵抻法（图 2-2-32）

【特点】通过双手在排秘点的两侧同步往返抻牵动作，促使粪便错落下行，排出体外。

【方法】用双手的中指与无名指指腹，固着在各自同侧排秘点上，将双手手指轻轻地同步向右侧牵引，再轻轻地同步向左侧牵引。如此左右交替抻牵，呈“扯大锯”样往返牵动，以克服阻塞的状态。也可同时采用“拔提直肠区”配合操作，以增强排便效果。

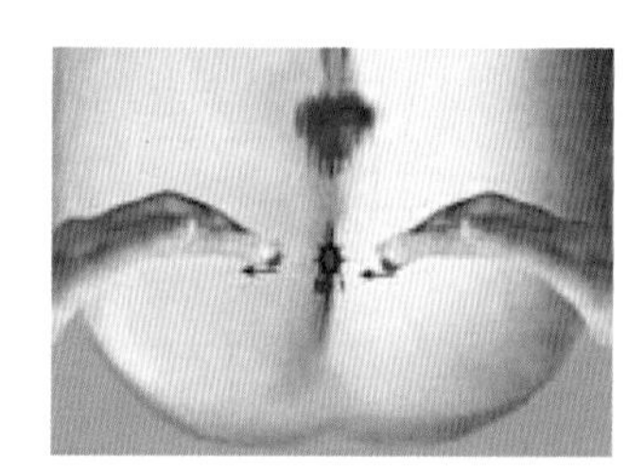

图 2-2-32　排秘点双侧同步牵抻法

【作用说明】左右反复牵引肛管，促使便块错落下行，逐渐排出。双手操作，可以让肛管均匀担当受力，并充分发掘肛门组织的极限张力，避免肛部组织损伤，防范肛肠疾病。

【提示】①指腹要带动皮肤下的组织，避免手指与表层皮肤摩擦，动作要缓慢轻柔，局部不可有疼痛感。②用双手进行同步抻牵时，两手必须同步向同一方向，不可向两侧分开抻牵，以避免局部损伤。

【用途】适用于排出粗大而且坚硬的粪便，适合成年人、儿童、孕妇等人群排解各种类型的便秘与塞便问题。

5. 排秘点单侧旋动法（图 2-2-33）

【方法】用右手（或者左手）的中指指腹（也可中指与无名指一起），固着在同侧排秘点上，轻轻地顺时针原地转动，带动肛门随之旋动起来。操作时，也可配合“左右扭髋”“左右抻拔”“左右拔提”等运动排便方法来辅助完成排便操作。

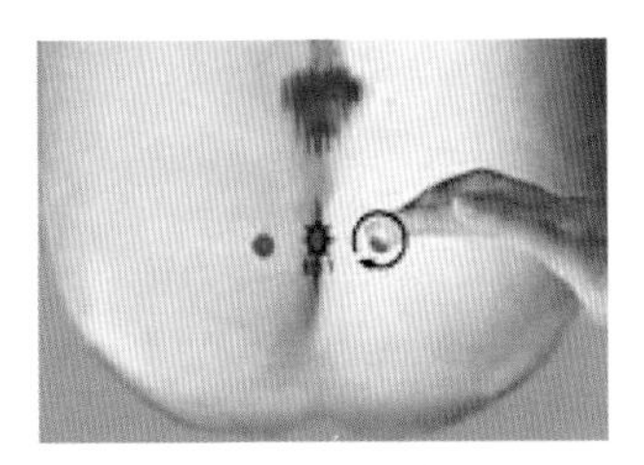

图 2-2-33　排秘点单侧旋动法

【作用说明】通过不断变换肛管的角度与状态来改变粪便阻塞的势态，促使便块错落下行，排出体外。

【提示】要用指腹固着在拨秘点上，通过指腹旋动，带动肛部随之旋动，要带动皮肤下的组织，避免手指与表层皮肤摩擦。

【用途】常用于排解成年人及儿童的各种类型的便秘与塞便问题。

6. 排秘点双侧同步旋动法（图 2-2-34）

【方法】用双手中指（或中指与无名指）指腹，分别固着在各自同侧排秘点上，双手手指轻轻地同步顺时针原地转动，从两侧共同带动肛管随之微微旋动，促使便块下行后排出。操作时，可配合以“拔提直肠区”来完成排便操作。

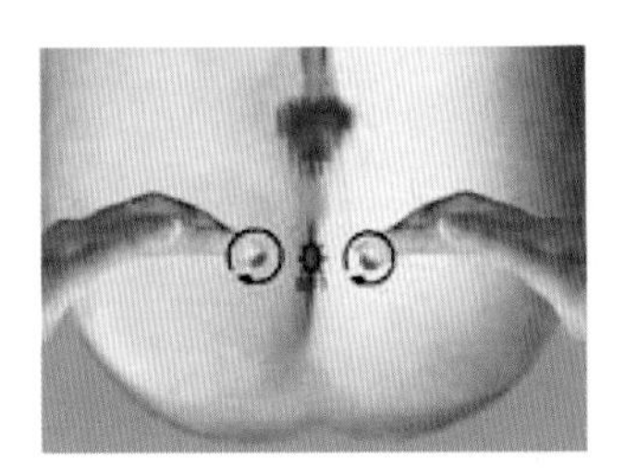

图 2-2-34　排秘点双侧同步旋动法

【作用说明】通过从双侧不断旋动变换肛管的形态来改变粪便阻塞的势态，促使便块错落下行后排出。

【要领】动作时，两手必须同步向同一方向，不可向两侧分开相对旋动，以免造成局部损伤。

【用途】常用于排解成年人和儿童的各种便秘与塞便问题。

7. 排秘点两侧抻拨法（图 2-2-35）

指“单侧牵抻法”与“按拨法”两个动作同时进行。

【方法】将双手中指的指腹，分别固着在各自同侧的排秘点上，先将左手中指向左侧轻轻抻牵，同时将右手中指向同方向按拨便块数次，驱使便块下行，然后右手向右轻轻抻牵，左手按拨数次。两个方向的动作左右交替进行，促使便块逐渐下移后排出。

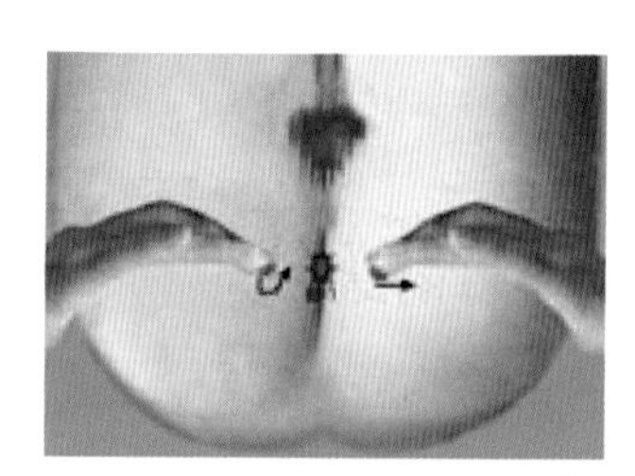

图 2-2-35　排秘点两侧抻拨法

【作用说明】抻牵可以变换肛管形态，按拨可以促使粪便下行，两者相互配合可增强操作效果。

【提示】①要用指腹操作，带动皮肤下的组织，避免手指与表层皮肤摩擦。②可配合“拔提直肠区”来完成排便操作。

【用途】主要用于排解粗大的便块堵塞肛管的问题，也适用于各种类型的塞便。

（二）拨秘点操作方法

拨秘点位于肛门侧后方 1 寸处，左右各一点。取位时，在距离肛门侧后方 1 横指外，可以触到一块前后方向的骨缘（骨盆底缘），拨秘点就在这骨缘与肛门斜下方，约 45° 角处，左右相对处各有一点（图 2-2-36）。

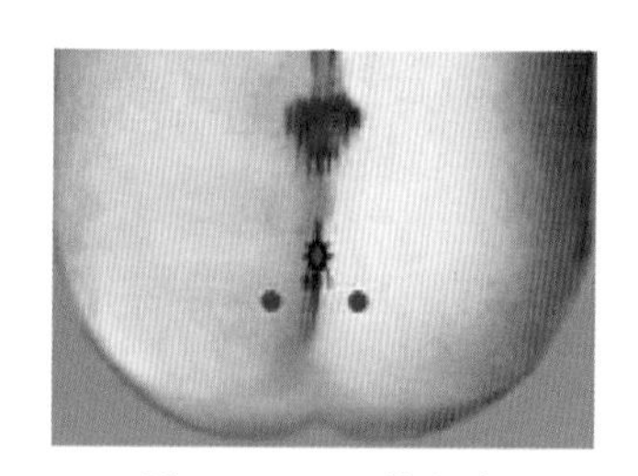

图 2-2-36　拨秘点

1. 拨秘点按拨法（图 2-2-27）

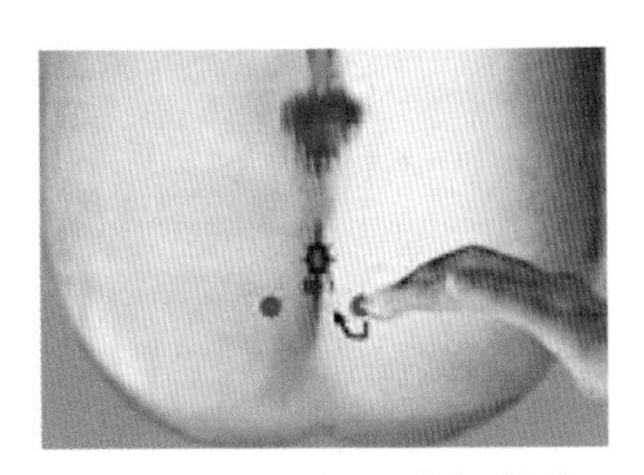

图 2-2-27　拨秘点按拨法

【方法】将中指指腹着于同侧拨秘点上，轻轻按拨便块，使粪便移动并排出。亦可左右交替进行，加快便块的排出。

【作用说明】按拨促使便块向下移动，将粪便直接排出。

【提示】要用指腹按拨操作，动作要轻柔缓慢，避免损伤局部皮肤组织。

【用途】常用于一般便秘和轻度塞便的情况。

2. 拨秘点单侧旋动法（图 2-2-11）

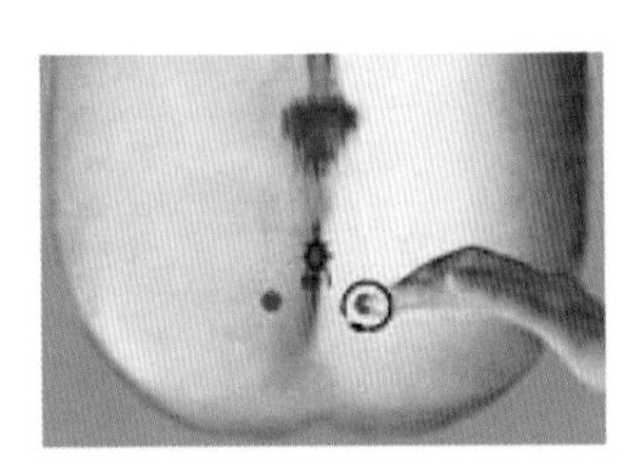

图 2-2-11　拨秘点单侧旋动法

【方法】用右手（或者左手）的中指指腹，固着在同侧拨秘点上，轻轻地顺时针原地旋动，带动肛门随之转动起来，促使便块排出。操作时，也可配合以“拔提直肠区”等运动排便方法来完成排便操作。

【作用说明】通过旋动拨秘点，不断改变肛管形态，以克服“肛门别劲”的势态，引导粪便错落下移，将粪便排出。

【提示】要用指腹固着在拨秘点上，通过指腹旋动带动局部组织共同旋转，要带动皮肤下的组织，避免手指与表层皮肤摩擦。

【用途】常用于排解各种便秘与塞便，也适用于憋便时间过久而导致便意淡漠的情况。

3. 拨秘点双侧同步旋动法（图 2-2-18）

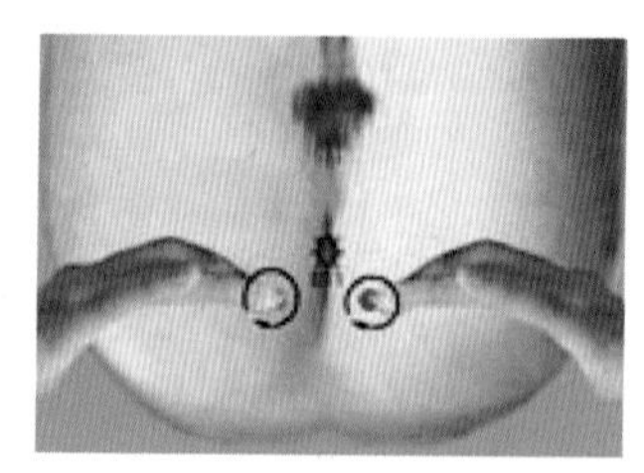

图 2-2-18　拨秘点双侧同步旋动法

【特点】通过双侧同步旋动拨秘点，促使粪便随之旋下。具有快捷、安全、顺畅的特点。

【方法】用双手中指与无名指的指腹，固着在各自同侧的拨秘点上，双手手指同步顺时针旋动，带动肛门与肛管随之旋动起来，促使便块下行后排出。操作时，也可配合以“拔提直肠区”等运动排便方法，协同完成排便操作。

【作用说明】采用双手手指在两侧拔秘点同步旋动的排便法，不断改变肛管状态，克服末端障碍，减少粪便与肠道之间的摩擦阻力，促使粪便错落下移后排出。

【提示】要用指腹固着在拨秘点上，通过指腹旋动，带动肛部随之旋动。要带动皮肤下的组织，而避免手指与表层皮肤摩擦。

【用途】适用于便块过于粗大、孕妇塞便、重度功能性便秘、年老体弱排便困难与药源性便秘的情况。

4. 对应点双侧同步换位引牵法（图 2-2-37）

此是用双手在与拨秘点隔肛相对的两侧，进行不同方向同步推拉的一套动作组合。此方法针对解决粪便既粗大又干硬的问题，也可用于排解各种便秘与塞便问题。

【方法】动作分为左前与右后、左与右、右前与左后三个不同方向，进行交替换位同步引牵：

①左前点与右拨秘点同步引牵法：所谓“左前点”，是指与右拨秘点相对应的，位于肛门左前方的部位。将左手中指指腹固着在左前点，右手中指固着在右侧拨秘点（以肛门为中点的相对两侧），双手轻轻地同步向右后侧牵引

肛部，再轻轻地同步向左前方牵引肛部。如此往返“拉大锯”样牵动，可克服“塞便”的僵持状态，促使便块错落下行，并逐渐排出。进行 2~3 个往返之后，进行下面“左排秘点与右排秘点同步引牵”的操作。

②左排秘点与右排秘点同步引牵法：将两手中指指腹，固着在同侧排秘点（以肛门为中点的左右两侧），双手轻轻地同步向右侧牵引肛部，然后同步向左侧牵引肛部。如此往返“拉大锯”样牵动，以促使便块错落下移，逐渐排出。进行 2~3 个往返之后，进行下一步“右前点与左拨秘点同步引牵”的操作。

③右前点与左拨秘点同步引牵法：所谓“右前点”，是指位于肛门右前方，与左拨秘点相对应的部位。将左手中指指腹固着在左侧拨秘点，右手中指固着在右前点（以肛门为中点相对应的部位），双手轻轻地同步向右前侧牵引肛部，然后同步向左后方牵引肛部。如此往返“拉大锯”样牵动，以克服“塞便”的僵持状态，促使便块错落下行，并逐渐排出。进行 2~3 个往返之后，回到第一步“左前右后方位同步引牵”的操作。如此反复交替，直到将堵塞的粪便排出。

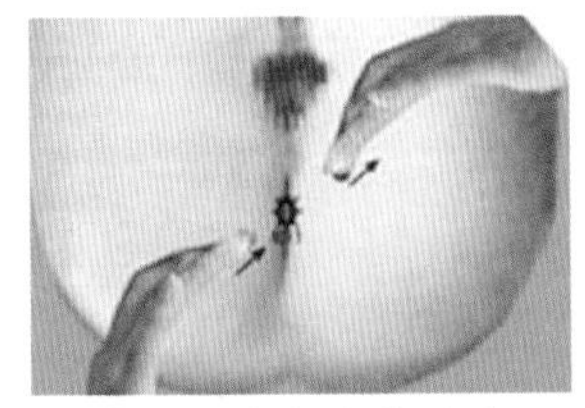

①左前点与右拨秘点同步引牵

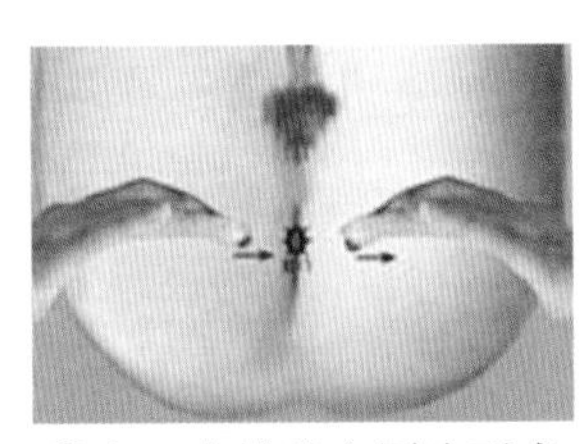

②左、右排秘点同步引牵

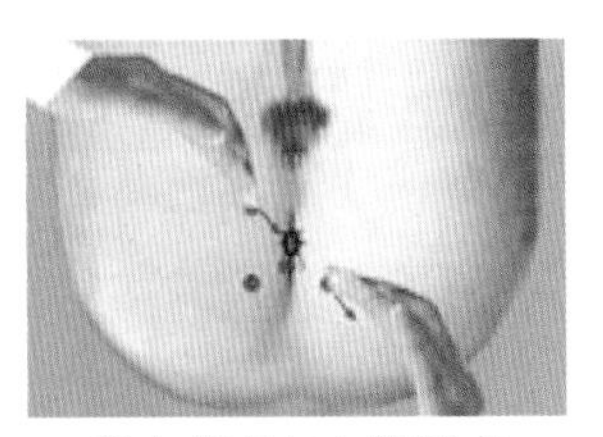

③右前点与左拨秘点同步引牵

图 2-2-37　对应点双侧同步换位引牵法

【作用说明】排出各种粗大的便块时，通过反复变换肛门形态，可充分调动肛周组织的潜在张力，促使直径大的干硬粗大便块错落下移，最后既安全又顺畅地排出。

【提示】①变换部位的目的是避免肛周组织损伤，双手的指腹需固着在部位上，要带动皮肤下的组织，而避免手指与表层皮肤摩擦。②动作时，两手要同步向同一方向，不可向两侧分开抻牵，不可使局部产生疼痛感。③操作时，也可配合以“拔提直肠区”等运动排便方法来完成排便操作。

【用途】专门针对粗大干硬的便块堵塞肛门引起的塞便问题，也可用于孕妇塞便、功能性便秘塞便、巨结肠症和年老体弱患者的便秘与塞便问题。

5. 对应点双侧同步换位抻拨法（图 2-2-38）

基本动作是两手配合，一手持续向外抻牵，另一手向内按拨便块，沿不同方向交替进行的组合动作。

【方法】动作分为左前与右后、左与右、右前与左后三个不同方向，进行交替换位抻拨：

①左前点与右拨秘点同步抻拨法：将右手中指固着在右拨秘点，左手中指指腹固着在左前点（以肛门为中点的对侧）。先将左手中指向左前方抻牵，并持续，同时右手中找到肛管中的便块按拨 2~3 次，促使便块下行，然后右手向右后方持续抻牵，左手按拨便块 2~3 次。左右交替操作，促使便块逐渐下移。进行两个往返之后，进行下一步“左、右排秘点同步抻拨”的操作。

②左排秘点与右排秘点同步抻拨法：将左手中指指腹固着在左侧排秘点，右手中指固着在右侧排秘点。先将左手中指向左侧抻牵，同时右手中指找到肛管中的便块按拨 2~3 次，促使便块下行，然后右手向右抻牵，左手同样方法按拨便块 2~3 次。左右交替进行操作，促使便块逐渐下移。进行两个往返之后，进行下一步“右前点与左拨秘点同步抻拨”的操作。

③右前点与左拨秘点同步抻拨法：将左手中指指腹固着在左侧拨秘点，右手中指固着在右前点（以肛门为中点的另侧）。先将左手中指向左后方抻牵，同时右手中指找到肛管中的便块按拨 2~3 次，促使便块下行，然后右手向右前方抻牵，左手同样方法按拨便块 2~3 次。进行 2 个往返之后，再从第一步开始操作，

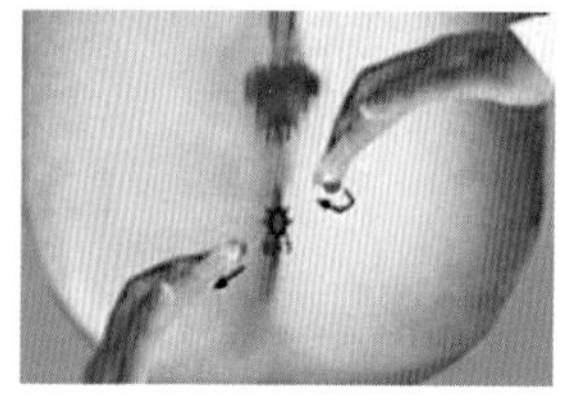
①左前点与右拨秘点同步抻拨

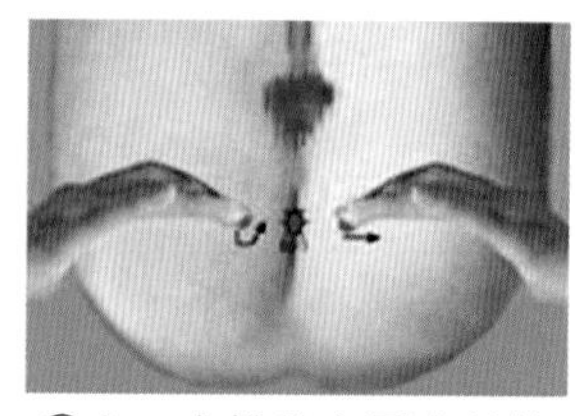
②左、右排秘点同步抻拨

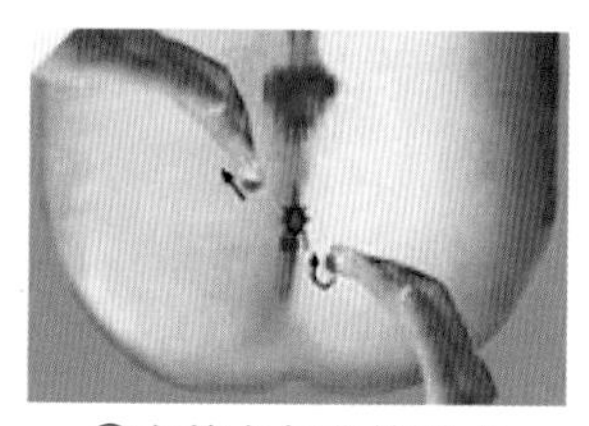
③右前点与左拨秘点同步抻拨

图 2-2-38 对应点双侧同步换位抻拨法

直到将粗大的硬便排出排尽。通过反复交替动作，促使便块逐渐下移后排出。

【作用说明】排出各种粗大便块时，通过反复换位抻拨，充分调动肛周组织的潜在张力，促使粪便错落下移，以将直径较大的干硬便块，既安全又顺畅地排出。

【提示】要用指腹抻拨，带动皮肤下的组织，而避免手指与表层皮肤摩擦。动作要轻柔缓慢，不必过分用力。

【用途】主要用于排解粗大便块堵塞肛门的问题，同样适用于各种类型的便秘与塞便，也可用于孕妇塞便、药源性便秘以及年老体弱排便困难的情况。

（三）肛后保护点操作方法（用于肛肠疾病）

肛后保护点（图 2–2–28，P113）位于肛门正后方一横指处。肛后保护点临长强穴，常用于保护肛肠疾病的病灶。

1. 肛后保护点调整法（图 2–2–39）

根据保护病灶的需要，可沿肛后保护点，轻轻地向左、向右、向后或者向前调整抻牵。

【方法】将右手（或左手）中指指腹固着于肛后保护点上，轻轻向后或向其他方向抻牵肛部，避免粪便与病灶发生接触。再配合以“抻拔左下腹”“拔提左肩”等相关的排便方法，帮助将粪便排出。

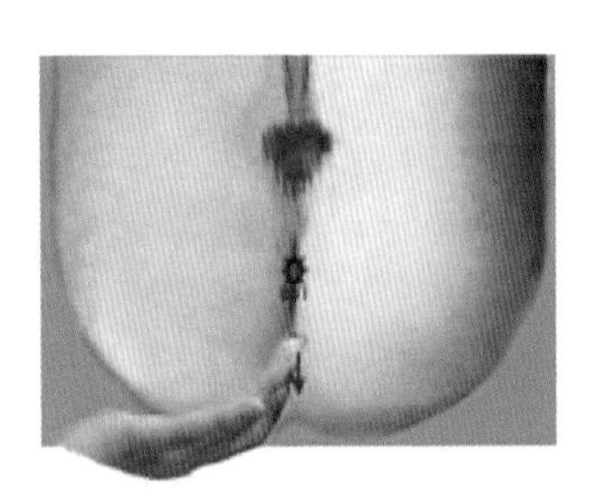

图 2–2–39　肛后保护点调整法

【作用说明】牵引肛肠病灶，使之脱离与便块的接触，避免病区再受损伤，减轻肛肠疾病患者的排便痛苦，有益于肛肠疾病的康复。

【提示】用指腹带动皮肤下的组织，而避免手指与表层皮肤摩擦。

【用途】主要用于保护肛肠疾病的病灶。

2. 肛后保护点后抻法（图 2-2-40）

【方法】将右手食指与中指，分别固着于肛后保护区两侧，两手指并拢以关闭肛裂的病灶部位。轻轻向下移动手指，使病灶脱离与粪便的接触，以护住病灶。之后可采用“抻拔左下腹”等运动排便方法配合排便。

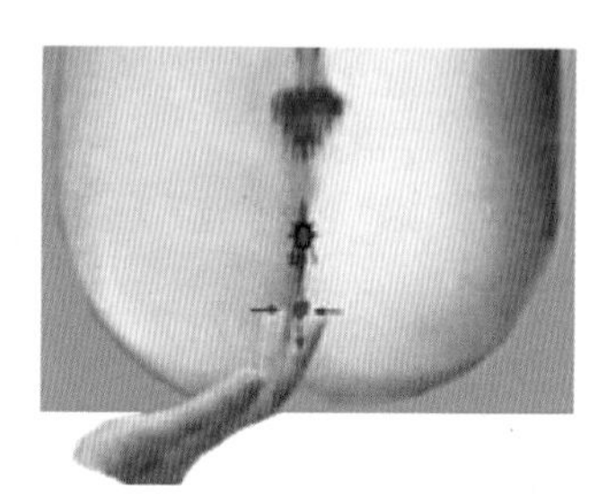

图 2-2-40　肛后保护点后抻法

【作用说明】闭合并牵引肛肠病灶，使之脱离与便块的接触，避免病区再受损伤，减轻肛肠患者排便痛苦，有益于肛肠疾病的康复。

【用途】保护肛裂、痔等相关肛肠疾病的病灶，促进粪便的排出。

（四）肛前调整点操作方法

肛前调整点（图 2-2-41）在肛门正前方一横指处，宽约 2cm。操作时指腹着于左右两侧，不要按压中间。“肛前调整点”是化解直 - 肛曲下突型便秘与塞便的问题，并保护肛肠的重要操作点之一。

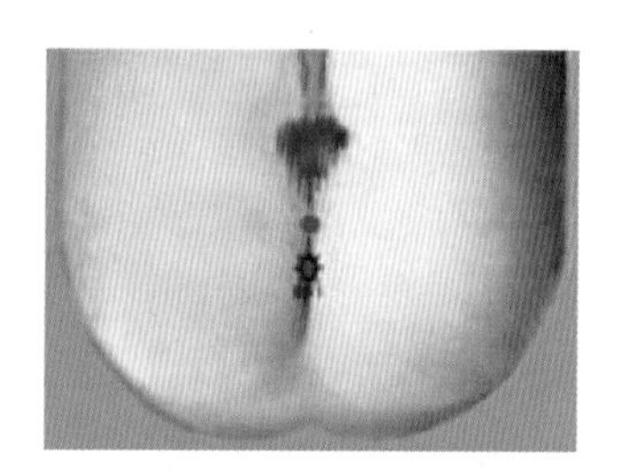

图 2-2-41　肛前调整点

1. 肛前调整点按移法（图 2-2-42）

【方法】将食、中指两指腹置于肛前调整点上，缓缓向垂直方向上托起便头，同时纳腹，提升心口窝，引导小腹上拔，然后指腹慢慢后移，将便头引入肛管，再配合以“左右拔提”“左右扭髋”等相关排便方法操作，以助粪便排出。

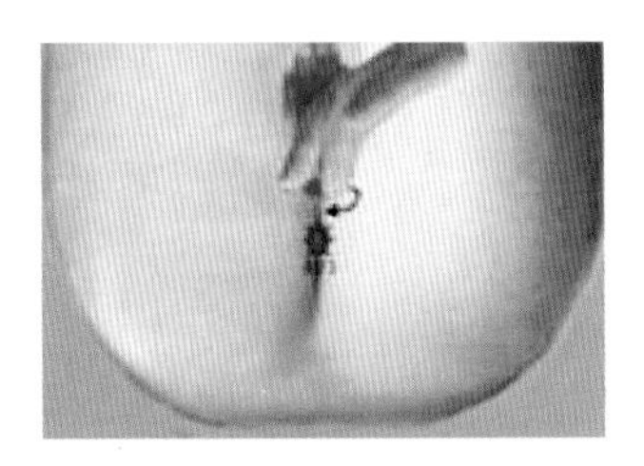

图 2-2-42　肛前调整点按移法

【作用说明】重度直－肛曲下突型便秘患者，在直－肛曲下方的突出部分，常常形成兜囊状，将粪便牢牢兜住难以排出。排便时，在选用其他排便方法但无效后，可采用本方法。通过“肛前调整点按移”操作，可使粪便头部摆脱兜囊，进入肛管后排出。

【提示】①该部位的肌肉组织比较丰厚，按移等动作需髋部配合，不可过分用力。②两指向上托按时，指腹后移，将便头引入肛管后才能排出。指腹要带动皮肤下的组织，而避免手指与表层皮肤摩擦。③动作宜轻柔缓慢，不能让局部产生疼痛感。

【用途】专门用于排解直－肛曲下突型塞便。

2. 肛前调整点引牵法（图 2-2-43）

【方法】将右手食、中二指的指腹，置于肛前调整点上，二指并拢以闭合肛裂病灶，然后垂直向前方轻轻牵引，或向左上、右上方向牵动，目的是避免病灶与粪便接触。同时，可采用相关排便方法，如“拔提直肠区”“抻拔左下腹”等运动排便法配合来完成排便动作。

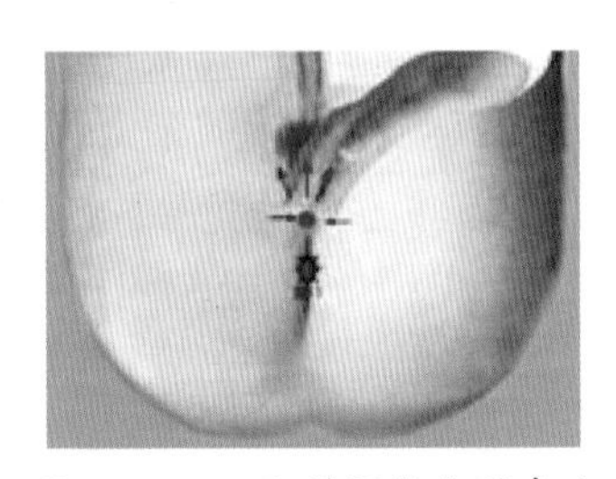

图 2-2-43　肛前调整点引牵法

【作用说明】牵引肛肠病灶，使之脱离与便块的接触，避免病区再受损伤，减轻排便痛苦，有助于肛肠疾病的康复。

【提示】要用指腹固着，向着可使病灶与粪便脱离接触的方向牵引。动作轻柔缓和，指腹要带动皮肤下的组织，而避免手指与表层皮肤摩擦。

【用途】主要用于保护截石位 12 点处的肛裂和痔等肛肠疾病的病灶。

四、寻求便意的方法

人们只要掌握了寻便方法，就有望摆脱生理性便意的控制了。可以在自己需要排便时，实施“无便意排便”。

“寻求便意”，是通过相关动作方法，促使便意出现的过程，简称“寻便”。

“寻便”是自然排便法的重要组成部分，让人们可以在想要进行排便的时候，通过寻求便意的相关动作来引发便意。让人可以在没有便意的情况下，通过寻求便意来达到排便的目的。“寻便”是实现“无便意排便”的关键，只有掌握了寻便要领，熟悉了寻便的方法，才能牢牢掌握排便的主动权，实现真正意义上的自然排便。

（一）便意是实现排便的先决条件

1. 什么是便意

人们在排便之前，会感到肠道在剧烈蠕动，下腹部会出现一种酸楚难言，需要马上进行排便的感觉，这就是便意。便意是人类排便最关键的前提，也是实现排便活动的第一环节。如果没有便意，人们就无法进行排便。

按照便意的来源，我们可以把便意分为“生理性便意”与“寻求便意”。生理性便意是指人们体内自发的便意，寻求便意则是指在没有便意时，为了实现排便活动而通过进行相关寻便动作，引导而出现的便意。

2. 引发便意的必备条件

（1）足够份量的粪便进入直肠内时，就会刺激直肠壁内的压力感受器，而发出需要排便的传导信号。如果粪便的量太少，或者没有粪便，就难以引起兴奋和传导的过程。

（2）具备正常的神经传导系统。便意需要通过一系列的传导过程才能完成，如果其中某一环节的功能受限，造成传导障碍，就会影响便意的产生。

（3）肠道要通畅，功能要正常。只有将粪便顺畅地推动到达直肠后，才能引发便意。

3. 生理性便意是怎样产生的

随着肠道的不断蠕动，粪便不断地被推入直肠，当直肠内充斥了一定量的粪便后，会产生机械性刺激，刺激直肠壁内的压力感受器发出冲动传入腰骶部脊髓内的低级排便中枢，同时上传至大脑皮质而产生便意，大脑皮质即发出冲动使排便中枢兴奋增强，产生排便反射。如环境允许，大脑皮层即发出排便的指令，使乙状结肠和直肠收缩，肛门括约肌舒张，此时人体有意识地深吸气，声门关闭，增加胸腔压力，隔肌下降、腹肌收缩，增加腹内压力，促使粪便排出体外；如环境不允许，则由腹下神经和阴部神经传出冲动，收缩肛管外括约肌，制止粪便的排出。

（二）生理性便意困扰人们生活

1. 生理性便意很“任性”

生理性便意一直强势地制约着人们的排便活动，每当比较强烈的便意出现时，人们无论身处何时何地，都感觉想要立即排便，不然会使人感觉很不舒服，有时甚至真的会“夺门而出”。另一方面，生理性便意又常会玩“失踪”，多日不见，使人便秘不解。只要生理性便意要起性子来，就可能将人搞得狼狈不堪，而人们对此却只有无奈。

2. 靠不住的生理性便意

生理性便意之所以经常靠不住，是因为常会受到诸如精神状态、工作压力、生活习惯、周围环境、服用药物、气候变化等多种不确定因素的影响。尤其是经常憋便的朋友，会导致直肠壁内的压力感受器得敏感性逐渐降低，排便中枢的兴奋与传导过程受阻而便意淡漠。每当工作繁忙、精神紧张、生活不规律时，生理性便意也就跟着“躲猫猫”，给人们的生产、生活和健康带来不良的影响。

3. 便意不可缺失

便意虽然只是一种想要排便的感觉，却是要通过多个系统参与，经过复杂的神经反射过程才实现的。其中任何环节出现“故障”，都会影响便意的产生。生理性便意的不确定性，成为排便活动中很大的一道难题。无论有多少粪便堆积在肠道中，无论人们是如何迫切的需要及时排便的，只要没有便意，就无法实现排便。便意制约着，并牢牢地控制着人们的排便活动。

便意，是维系人类生存不可或缺的要素之一。缺乏便意时，大家会采用各种方法，千方百计地寻求便意。试想一下，如果真的彻底失去了便意，再也无法正常进行排便的话，将是怎样的一种人生。

（三）采用“挤压式寻便”很危险

每当人们如厕却感到便意淡漠，但又急于排便时，都会采用挤压式寻便的方法，如同用力挤压式排便一样对腹部施压，试图以更加强大的压力来逼迫产生便意。然而挤压寻便常常是一种“无用功”，而且无限制的增强挤压的力度，其效果往往是适得其反。强大的压力会挤压肠道使之扭曲变形，阻碍粪便的移动，还可能与粪便移动的方向相悖，对于被困在肠道之中的粪便根本没有明显的推动作用，却对五脏六腑施加了强力的挤压，用力过猛时还可能会导致内脏损伤。患有冠心病、高血压的人使用这种手法更是危险，腹压忽然升高有时可能会带来灾难性的后果（图 2-2-44）。

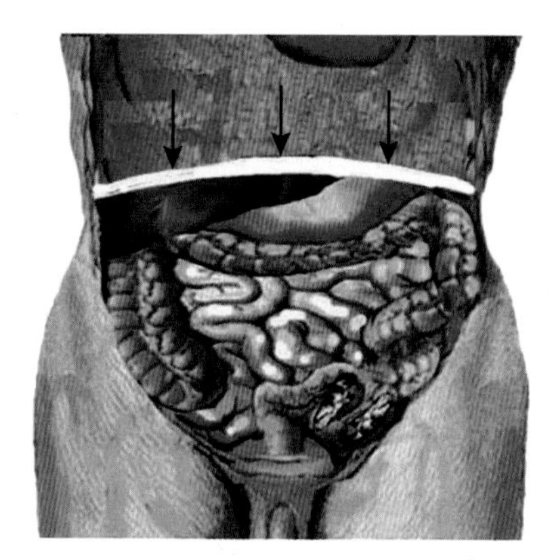

图 2-2-44　用力挤压式寻便的危险

强大的压力，压得肠管扭曲变形，使粪便移动困难，同时对内脏安全构成巨大的威胁。

（四）寻便方法的分类与选择应用

如果说自然排便法的要点在于调整直肠的形态与角度，寻便则重在改变结肠的形态和牵动其位置变化。一个重点在直肠，一个重点在乙状结肠或者整个大肠。

1. 寻便动作种类

自然排便法之中，可以用于寻便的方法很多，按照不同的寻便方式，分为“动作寻便”与“操作寻便”。

“动作寻便”，是通过心口窝的相关动作，促进粪便移动，激发传导反射以引发便意的方法技巧。“操作寻便”，是指用手指在相关部位操作，为自身（或他人）寻求便意的方法技巧。

2. 如何选择寻便时间

根据便意容易出现的时间规律来选择有利于寻便成功的时机，是很重要的。寻便的时间最好选在晨起之后或早餐后，而且最好每天都在同一时间按时寻便与排便，这样才能促使生理性便意有规律地按时出现，使人们形成按时排便的良好习惯。

晨起与早饭后寻便之所以容易成功，是因为晨起时人们的体位变化。肠道及其内容物在随体位改变时，会有所移动，其移动所产生的变化，容易激发神经细胞的兴奋过程。此时寻便，让相关机械性牵拉动作加速粪便移动，引发结肠集团蠕动，就有望推动大量粪便快速进入直肠，引发便意。晨起时寻便，对于粪便移动可谓是有“推波助澜”的效果，成功率也比较高。

餐后，胃中充满食糜，当食糜下行时，可能会引起胃－结肠反射过程，引发结肠集团蠕动，也容易出现便意（俗称“直肠子”现象）。因此餐后寻便也有望产生“推波助澜”的效果，寻便成功的几率也很高。

3. 寻便方法的选择应用

（1）便秘症状较轻者

便秘症状较轻者可直接如厕，并选择寻便与排便通用的方法，如“抻拔左下腹”“拔提左肩”“扭髋纳拔”等。建议让寻便与排便采用同一动作，一气呵成。（也可选择5分钟排便法来完成排便活动。）

（2）重度便秘患者

重度便秘患者一般缺乏便意，可以先寻得便意再如厕。方法是，晨起之后，可采用诸如“慢转结肠”“拔提左肩”“下腹右抻左串”“拔腹收肛”“绕脐飞燕”等动作寻便方法，必要时也可采用操作寻便方法进行寻便，出现便意后即可如厕。

（3）自由搭配

也可根据自己的实际需要，选择动作组合出寻便方法来逐渐恢复生理性便意。可以将相关的寻便方法逐一试验一下，从中筛选出2~4项最适合自己的寻便方法，组合成一套适合自己的寻便动作组合。如下面列举的四个组合，人们可以根据实际情况自行搭配。

组合一：慢转结肠与下腹右抻左串（图2-2-45），两个动作交替进行。

组合二：拔抻下腹、纳转腹腔、下腹右抻左溜，三个动作交替进行。

组合三：拔提左肩、绕脐飞燕，两个动作交替进行。

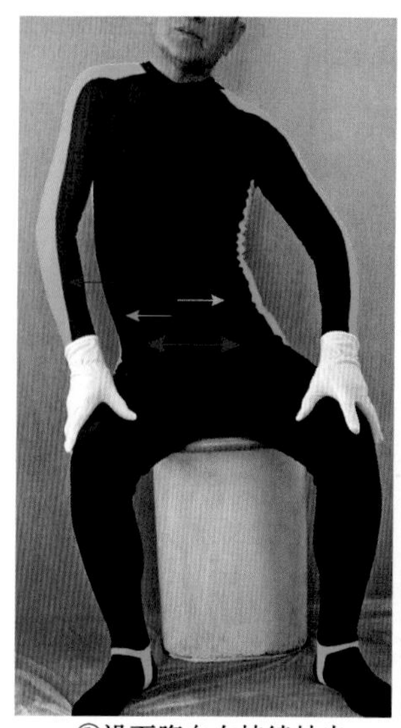
①沿下腹向右持续抻串

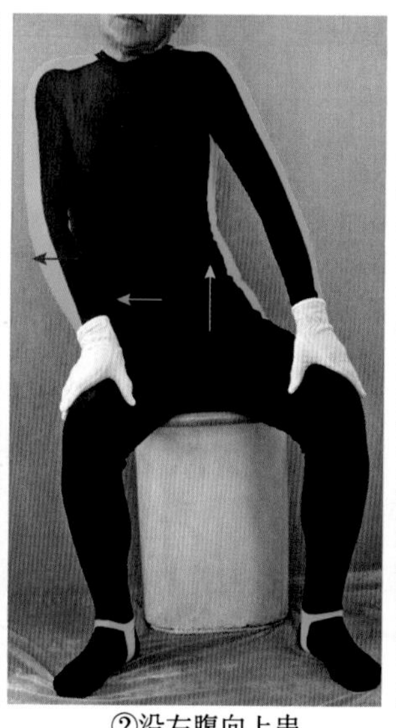
②沿左腹向上串

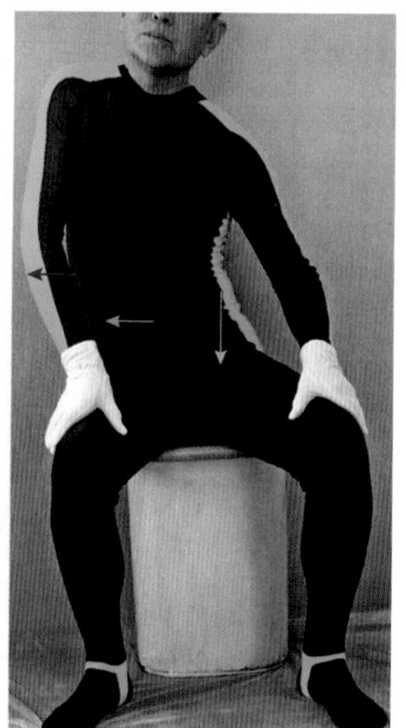
③向下串

图2-2-45　下腹右抻左串

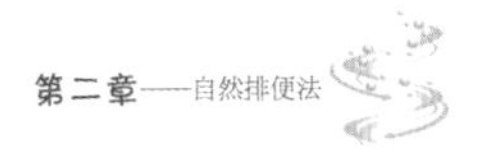

组合四：下腹右抻左串与拨秘点按弹寻便法（图 2-2-46），动作寻便与操作寻便交替进行。

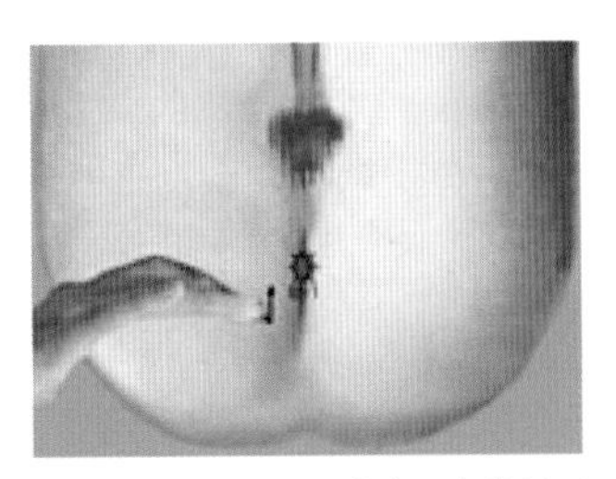

图 2-2-46　拨秘点按弹寻便法

（五）动作寻便常用方法

1. 拔抻下腹（图 2-2-12）

指在持续上拔的状态下，沿下腹左右交替抻牵的动作。

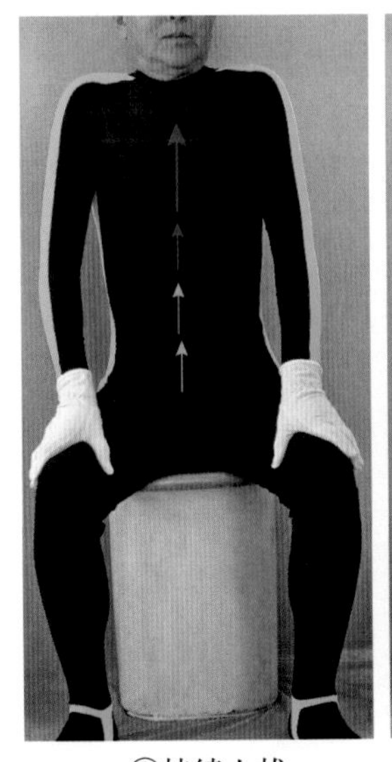

①持续上拔

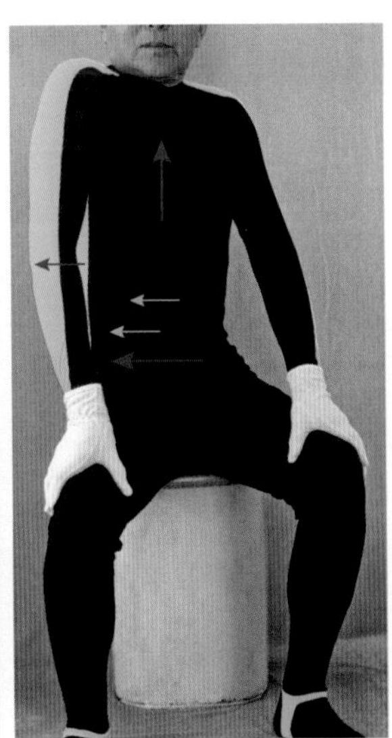

②向右抻

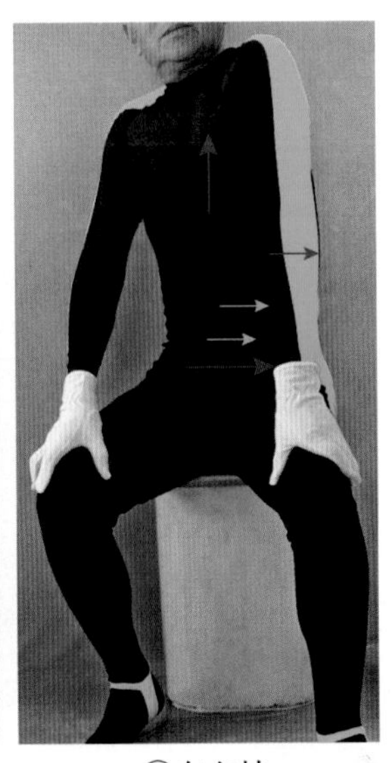

③向左抻

图 2-2-12　拔抻下腹

【要领】抻与拔，是两个不同方向同时进行的动作，只有将各自的动作部位分清，才能把动作做对。动作时，胸廓与双肩主要负责向上持续拔提；腰椎与腹肌，主要协助心口窝向右抻牵与向左抻牵。

【方法】端起心口窝，腰椎挺直，双肩协助胸廓，沿骶部向上持续拔提，在持续拔提状态下继续做下面的动作。腰椎与腹肌协助心口窝，沿下腹向右持续抻牵5~8秒钟，同时吸气，接着沿下腹向左持续抻牵5~8秒钟，同时呼气。如此左右交替，直至引出便意。

【作用说明】①通过相关动作，影响乙状结肠形态，促使粪便快速移动，引发便意。②本动作为寻便与排便两用动作，寻便成功后，也可以继续应用本动作进行排便。

2. 下腹右抻左溜（图2-2-47）

指由右肋协同腰椎，向右持续抻牵的动作。

【要领】左侧腹肌配合心口窝沿左下腹前后溜动，两个不同方向的动作同时进行。由于肠道平滑肌收缩缓慢，溜动需缓慢而有力。

【方法】端起心口窝，腰椎挺直，右肋协同腰椎，沿下腹向右持续抻牵，在持续右抻的状态下，以左侧腹肌配合心口窝，沿左下腹前后往返溜动，向后溜（要将动作持续2秒钟左右），同时呼气，再向前溜（也要将动作持续2

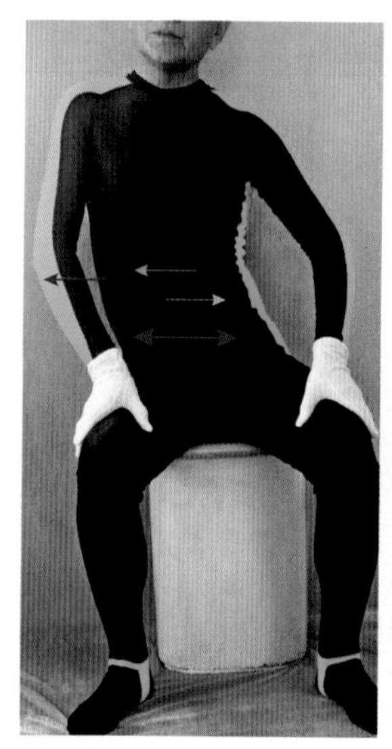
①沿下腹持续向右抻

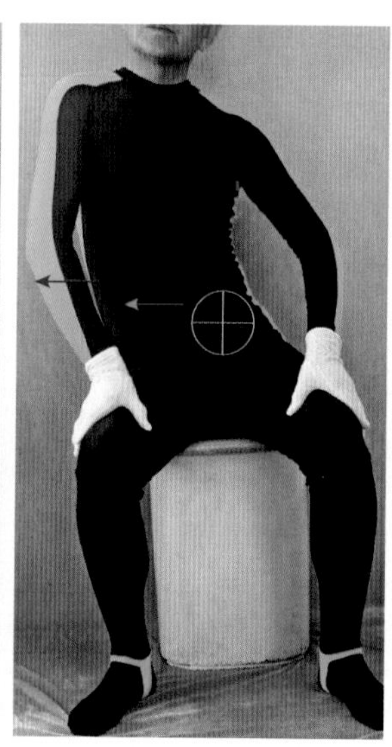
②沿左下腹向后溜

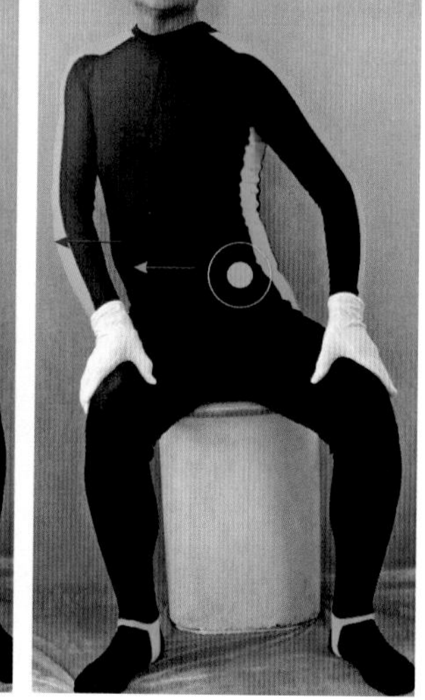
③向前溜

图2-2-47 下腹右抻左溜

秒钟左右），同时吸气。如此连续反复溜动，以引出便意。

【提示】把握好左右分别动作的方法，使右抻与左溜同时进行。右抻以右肋与腰椎主导，腹肌不参与；左溜以左侧腹肌协助心口窝驱动，其他部位不参与。溜动时，腹肌要放松自如。

【作用说明】抻右下腹，可以使乙状结肠向右抻牵延展，有利于粪便下移。溜动乙状结肠部位来驱使粪便移动，有望促使粪便快速下移进入直肠，然后引起便意。

3. 下腹右抻左串（图 2-2-45，P130）

指右肋与腰椎负责向右持续抻牵，同时以左侧腹肌配合心口窝，沿左下腹进行上下往返串动的动作。

【要领】由于肠道平滑肌具有收缩缓慢的特点，串动的动作要缓慢而有力。

【方法】端起心口窝，腰椎挺直，右肋协同腰椎，沿下腹向右持续抻牵，在持续右抻的状态下，以左侧腹肌配合心口窝，沿左下腹上下往返串动，向上串（要将动作持续 2 秒钟左右），同时吸气，然后向下串（也要将动作持续 2 秒钟左右），同时呼气。如此反复缓慢串动，以引发便意出现。

【提示】右抻以右肋与腰椎主导，腹肌不参与；左串以左侧腹肌协助心口窝驱动，其他部位不参与。串动时，腹肌要放松自如。

【作用说明】右抻下腹，可以让乙状结肠延展，使肠曲平缓一些，有利于粪便下移；上下串动乙状结肠，可以使粪便快速下移，进入直肠然后引发便意。

4. 拔提右肩

【方法要领】请参照图 2–2–15（P102）涉及的相关内容。

【作用说明】将肠道沿右侧提升起来，使右腹宽松、左腹压缩，并牵动降结肠、乙状结肠与直肠，以促使粪便快速移动进入直肠，然后产生便意。

【提示】①本动作也是寻便与排便两用动作，当寻便成功之后，可以继续采用本动作直接完成排便。②可与“拔提左肩”交替应用。

5. 拔提左肩

【方法要领】请参照图 2–2–14（P101）涉及的相关内容。

【作用说明】将直肠向上提升，牵动并改变乙状结肠与降结肠的形态，促使粪便快速移动进入直肠，产生便意。

【提示】①本动作也是寻便与排便两用动作，当寻便成功之后，可以继续采用本动作直接完成排便。②可与“拔提右肩”交替应用。

6. 慢转结肠（图 2-2-48）

以腹肌与腰椎配合心口窝，沿腹腔顺时针缓慢转动的动作。

【要领】动作要缓慢而有力，适应肠道平滑肌收缩缓慢的特点。

【方法】端起心口窝，从左肋向下串，沿下腹向右摆，经右肋向上串，沿上腹向左摆，回到原处转一圈，同时呼气。同样方法再转一圈，同时吸气。动作与“顺转腹腔”方法相同，区别在于这里的动作要缓慢而有力。请把动作连续起来，做 2 个八拍。

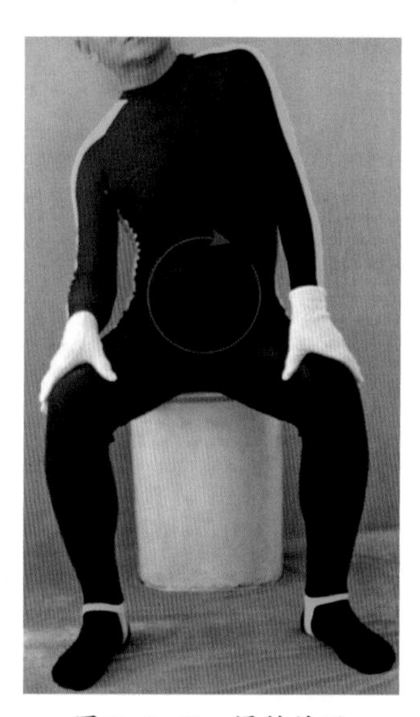

图 2-2-48　慢转结肠

【作用说明】沿着粪便排出方向慢转，目的一是推动粪便下行；二是通过缓慢而有力的动作，争取引发结肠集团蠕动，产生便意；三是充分扩张结肠毛细血管，改善肠道微循环；四是促进肠液分泌，润滑肠道，降低摩擦阻力。“慢转结肠”也是康复习惯性便秘的主要动作之一，请熟练掌握。

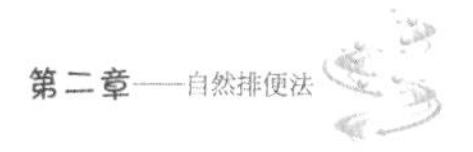

7. 拔腹收肛（图 2-2-49）

以胸廓、腰椎与腹肌配合心口窝，沿直肠区持续向上拔提的动作。

【要领】注意要同时收缩肛部括约肌，尽量收拢肛门。

【方法】端起心口窝，挺腰坐直，沿骶部（直肠区）垂直向上持续拔提，同时收肛，双肩上耸助力，动作持续 5~8 秒钟，同时呼气，然后还原，同时吸气。一套动作可连续多做几次。

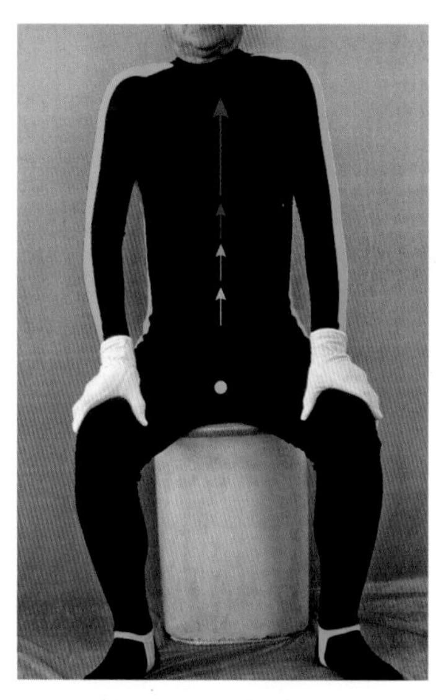

图 2-2-49　拔腹收肛

【作用说明】拔腹驱使肠道上移，收肛则可下引，促使粪便移动进入直肠，然后引发便意。

8. 绕脐飞燕（图 2-1-21，P107）

指从脐右收拢腹肌，向上、向左，呈弧形闪电般快速飞跃的动作，如同燕子绕脐飞过。

【要领】以左肋与腹肌配合心口窝，腰椎同步动作配合。

【方法】请参照，将动作多练习几遍。

【提示】在右下腹迅速聚拢腹肌的同时，瞬间向上、向左飞出，动作要突发、快速，聚拢与飞跃同时进行。

【作用说明】绕脐飞燕是一种瞬间完成的快速动作，沿升结肠向上、沿横结肠向左，这两个顺着粪便排出方向快速飞过的动作有望激发肠道神经系统兴奋与传导的过程，引起结肠集团蠕动，引发便意。

9. 绕脐抻飞（图 2-2-50）

【动作要领】动作是先抻后飞。由腹肌与腰椎配合心口窝，先沿下腹向右抻牵，再从右下腹经脐右侧向上，奔左肋部，呈弧形快速飞出。该动作相当于右抻下腹与绕脐飞燕的结合。

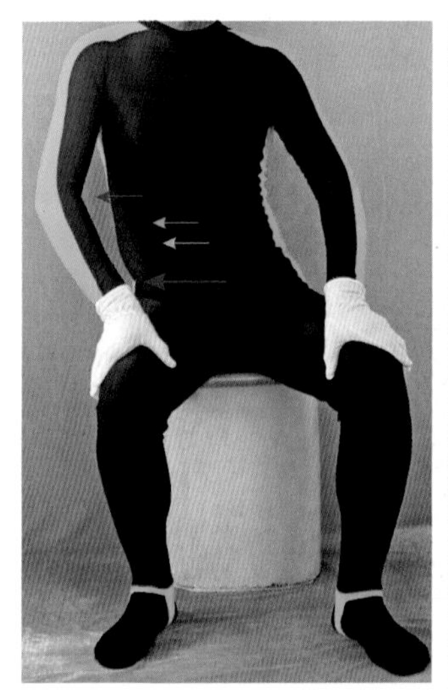

①沿下腹向右抻

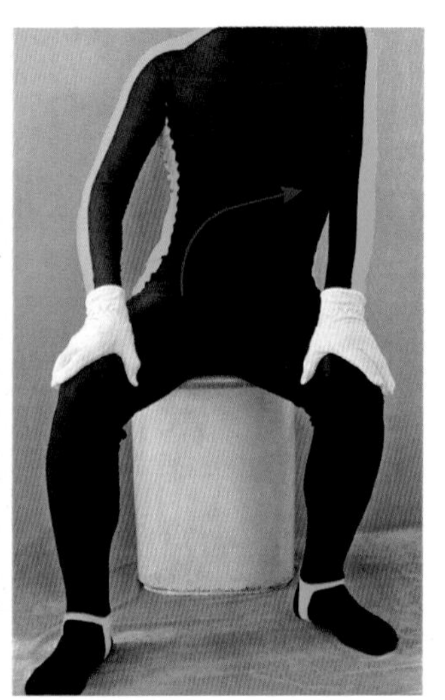

②绕脐飞向左肋

图 2-2-50 绕脐抻飞

【动作方法】端起心口窝，沿下腹向右抻到右侧尽头处，持续抻牵 3~5 秒钟，同时吸气，然后突然右摆，顺势飞速向上、向左，弧形闪电式绕脐飞向左肋，旋即消失，同时呼气。一套动作动作要在一瞬间完成。请把动作连续起来，做 4 次。

（六）操作寻便的常用方法

所谓“操作寻便法”，是用手指在肛门外围的敏感部位上实施相关动作，促使便意产生的方法，适用于便意淡漠者。特别是粪便已经抵在肛门，却只因缺乏便意与动力而无法排便的患者，可以通过对敏感部位进行按弹动作，

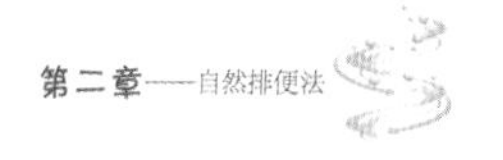

利用这股力来刺激直肠壁内的压力感受器，引发便意。

1. 排秘点按弹寻便法（图 2-2-51）

【要领】操作时要用指腹按弹，按下之后稍作停顿然后快速抬起，要避免手指与皮肤之间产生摩擦。

【方法】将右手（或左手）中指指腹固着于同侧排秘点上，向下慢慢按下去，稍停约 1 秒钟，然后快速抬起来，要形成明显的反弹效果。

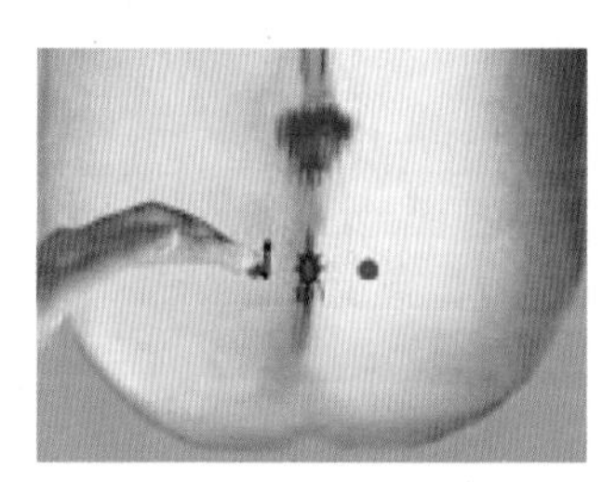

图 2-2-51　排秘点按弹寻便法

【作用说明】动作有望刺激直肠壁内的压力感受器然后引发便意。可以用同样的方法按弹左侧排秘点，或左右交替操作来寻便。

【用途】主要用于寻便。

2. 拨秘点按弹寻便法（图 2-2-46，P131）

【要领】操作时，要用指腹按弹，缓缓按下，稍作停顿再快速抬起，要避免手指与皮肤之间产生摩擦。

【方法】将中指指腹固着于同侧拨秘点上，向下慢慢按下去，稍停约 1 秒钟，然后快速抬起来。

【作用说明】作用原理与“排秘点按弹寻便法”相同。

【用途】主要用于寻便。

五、如何催便

人们大多是在便秘的症状渐渐加重起来之后，才开始关心自己的排便问题的。如果大家从小开始就采用自然排便法排便，好好养护起自己的肠道，健康、平安、长寿的目标自然就能更近一步。

"催便"是"寻便"的另一种称谓，也就是在两次排便中间的"排便不应期"中进行寻便的动作。

（一）二次排便与排便不应期

1. 什么是二次排便

所谓"二次排便"，是指人们的排便活动要分为前后两次进行的现象，即当一次排便完成之后，排便的活动并没有完全结束，还需要等待剩余的粪便进入直肠，再次出现便意后才能进行第二次排便。经两次排便动作完成之后，排便活动才算完全结束。且如果粪便没有排完，会有残便感而令人不适。

2. 乙状结肠的阻碍

乙状结肠位于降结肠之后，走向大起大落，其首段回转向上，与降结肠的最低部位形成了曲度较大的弯道，其形状形同"乙"字，因此被称为"乙状结肠"（图 2–2–52）。乙状结肠弯曲多，弯度大，给粪便排出带来阻碍。

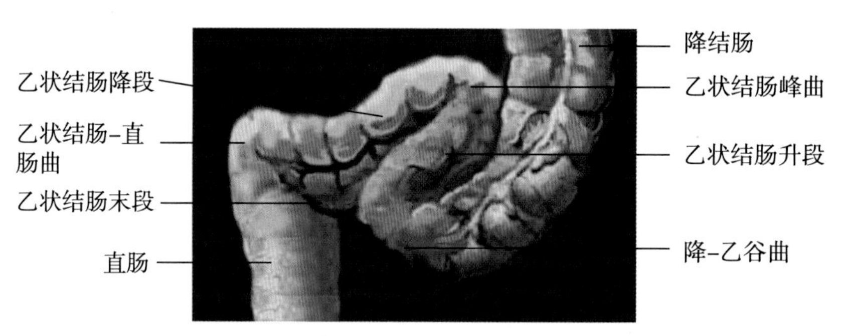

图 2–2–52　乙状结肠

3. 两个"便仓"与排便不应期

乙状结肠上下起伏，有点形似弯曲的下水管道，所以乙状结肠自然也有容易滞留和贮存粪便的部位（图 2–2–53），一个在乙状结肠微微上升要进入直肠的地方（我们把这个地方称为"第一便仓"），一个在降结肠与乙状结肠相接的部位（我们把这个地方称为"第二便仓"）。

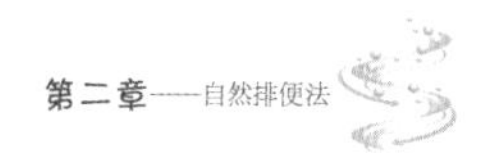

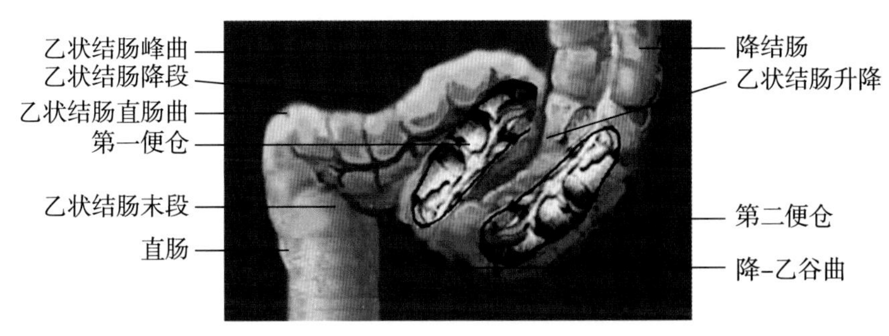

图 2-2-53　两个便仓示意图

粪便经过两个便仓时的移动过程有先后，排便时，首先排出的是第一便仓的粪便，第二便仓的粪便需要经过一段时间才能通过第一便仓，到达直肠。我们称这段“间隔时间”为“排便不应期”，部分人需要耐心等待着二次便意的来临。

由于每个人结肠的生理状态各有不同，排便不应期的长短也大不相同，少则数分钟，多则数十分钟。粪便在这两个“便仓”部位滞留的期间，由于水分不断被吸收，形成半固体样的便块，使健康人排出的粪便，呈两条“香蕉形”的便块。

4. 长时间蹲厕不利于内脏健康

从排便开始到排便结束，全过程所需要的时间，我们称之为“便程”。由于人们两次排便的时间间隔有长有短，致使大家的便程也长短不一。大多数的朋友，觉得自己便程过长但是无计可施，于是常用看报纸、玩手机等的方式来消磨时间，殊不知长时间蹲厕其实是一种影响自身健康的作为。长时间蹲厕所，只会让便程越来越长，且可能为引发各种肛肠疾病埋下隐患。

蹲厕时，会阴放松，肛垫失去支撑向外凸出，时间一长就会造成静脉丛充血甚至肿胀，容易因此而引发脱肛、痔疮、肛裂等各种肛肠疾病。

5. “用力挤压催便”同样很危险

许多朋友常常出于各种原因，需要尽快结束排便，于是在排便不应期期间错误地采用了挤压腹部催便的方法，试图缩短排便不应期，加快排便速度。

其实这也是一种极其危险的行为，不仅会严重损伤五脏六腑，且易导致卫生间意外，另外催便的效果也值得商榷。

（二）怎样实施催便

催便的方法和要领与“寻便”一样，也是通过相关动作促进肠道蠕动，特别是促进结肠的集团蠕动，将粪便引入直肠，来实现催便效果，因此边排便边催便是个不错的选择。在排便时，大肠处于“准动作状态”，对于能够影响肠道的动作比较敏感，我们可以将排便与催便动作结合在一起，让便意持续不断，不仅催便容易成功，而且有望加快排便速度，缩短便程。

1. 重在引导持续性便意

排便时，尽量不要让便意间断，因为便意是结肠剧烈蠕动的感觉和标志，只有结肠剧烈蠕动，才会实现催便的效果。要通过相关动作，尽量使便意一直持续到排便结束。

2. 催便方法与寻便相同

催便的方法技巧，与“寻便”完全相同，有所不同的是时间点：“寻便”是在排便之前，“催便”是在两次排便之间进行的再次寻便。催便的动作和方法，请参照前文的“寻便方法”，在此不再赘述。

以上，我们介绍了各种排便方法、寻便方法与催便方法。如何将这些方法系统地组织到一起，熟练运用起来，使自己的排便活动能够顺畅自如、随心所欲，才是实施自然排便法的关键所在。给大家的建议是，仔细阅读、多多练习、准确把握、灵活应用。

第三节　5分钟排便方法

“5分钟排便法”是一种快捷的排便方式，人们有便意可以排便，没有便意时通过寻求便意也能实现排便。

一、有无便意都可实现排便

（一）有便意排便

排便过程正常的人群（以年轻人居多），一般排便时都有便意，排便也有规律。健康人群只要掌握1~2项简单的“运动排便方法”的技巧实施排便，来取代用力挤压的排便方式即可。

方法是：每当出现便意然后进行排便时，只需采用“拔提直肠区”（图2–2–19，P106）、“交替扭髋”（图2–2–20，P107）、“抻拔左下腹”（图2–2–8，P97）或“拔提左肩”（图2–2–14，P101）等动作，任选其一，使粪便顺畅排出即可。

（二）寻求排便（无便意排便）

当人们需要排便时，常常因为没有便意，或者便意淡漠，而无法实施排便。通过“寻求排便”的方法，可以让人们在没有便意时也能实施排便活动，既可以改正排便不规律的情况，也可以逐渐摆脱便秘的症状。“寻求排便”，对于罹患便秘的人群具有重要意义，既有望寻求便意排便，又可以改善肠道供血，有益于便秘的康复。建议人们掌握几项寻便方法与排便方法，将寻便与排便交替进行。

方法是：首先进行寻便，可以采用“拔抻下腹”（图2–2–12，P99）、“绕脐抻飞”（图2–2–50，P136）、“下腹右抻左串”（图2–2–45，P130）、“慢转结肠”（图 2-2-48，P134）、“拨秘点按弹法”（图 2-2-46，P131）等，以上方法中任选一种寻便动作即可。适当操作以反复寻求便意，当寻得便意之后，即可选择适合的排便方法，如“抻拔左下腹”“拔提左肩”“拔提直肠区”等。感到排便困难者，可以采用“拨秘点双侧同步旋动法”等操作排便方法配合来完成排便。

一次排便完成之后，继续寻求便意，当寻得便意之后，仍然沿用前面的方法，将余便排完。要注意的关键点是，要一刻不停地进行寻便与排便交替动作。

二、5 分钟排便举例

“5 分钟排便法”，是将排便动作与寻便动作结合，不停地交替操作以提升排便效率，尽量缩短排便时间的方法。

“5 分钟排便法”的要领，是不等不靠，排便动作与寻便动作交替进行，不停地动作。如果排便时有便意，就采用排便—寻便—再排便的组合方式；如果没有便意，或者便意淡漠，可以采用寻便—排便—寻便—再排便的组合方法。

（一）5 分钟排便动作的组合方法

自然排便法主要包括寻便、排便、催便三个内容，寻便与催便方法相同，因此排便组合只需要寻便与排便两项内容的组合。寻到便意就进行排便，排便完成之后再继续寻便，出现便意再进行二次排便，让人们的排便活动尽量在 5 分钟之内完成。

排便动作的组合，要按照自身的实际需求来定。人们可以先通过筛选，选择出对于自己最有效的排便、寻便的相关动作，组合成属于自己的排便组合。建议可先从“运动排便方法”之中，选择一项最适合自己的排便动作，再在“动作寻便方法”动作中，选择一项对于自己最有效的寻便动作。将两个动作方法结合在一起，就是一个属于自己的排便组合，使用起来既简单又有效。

（二）5分钟排便方法举例

在广大读者中，既有排便正常的人群，也有罹患不同程度便秘的患者。患肛肠疾病的患者和孕妇，因药物、饮食等原因出现排便困难的人群，都可以应用5分钟排便法进行排便。下面简单举出几个适用于不同人群使用的组合方式，供大家在理解组合要领，熟悉组合方法时参考。

1. 有便意正常排便

可以选择一个适合自己的排便动作，加上一个既可用于排便又兼有寻便功效的动作，两者交替操作，以缩短便程。

组合一：由排便动作“拔提直肠区”与“左右扭髋”两个动作组合而成，适合于有便意排便。

【排便方法】端起心口窝，挺胸直腰，首先拔提直肠区（图2-2-19，P106），双手撑膝向上拔提肛部，心口窝尽量向上提起，同时开始左右扭髋（图2-2-20，P107），向右扭时呼气，腰部可以随之右扭，向左扭髋时吸气，腰部可以随之左扭。拔提与扭髋动作都要做到底、做到位，动作可以交替但不要停止，操作直到排便结束。

【操作配合】如果偶尔遇到因为长时间憋便等原因，导致粪便过于干硬，感到排便很困难时，可以配合“拨秘点双侧同步旋动法”（图2-2-18，P104）或“排秘点两侧抻拨法”（图2-2-35，P118），将干硬便头排出之后，继续采用拔提直肠区与左右扭髋的方法，将余便排完。

【排便原理】拔提可以提升直肠，形成排便通道；扭髋则可改变直－肛曲的角度与状态，引导粪便排出。两个动作合起来，还有一定的催便效果，有望使人们在5分钟之内完成排便。

【提示】①本方法简单有效，适合大多数人使用。只要能够掌握并顺畅排便，此法可以受用一生，并有益于一生健康。②患有肛肠疾病的患者，请注意同时保护病灶。

【用途】本组合适用于健康人群、轻度与中度便秘人群的有便意排便。

组合二：由运动排便法“左右扭髋”与动作寻便兼排便方法“拔抻下腹”组合而成，两法交替应用。

【方法】端起心口窝，挺胸直腰。首先采用“左右扭髋”（图 2-2-20，P107）排便，左膝前伸扭髋时，腰部向右转，右肋向左后方拉伸，以增强扭髋力度，右膝前伸扭髋时，腰部向左转，左肋向右后方拉伸。几个回合后，改为“拔抻下腹”（图 2-2-12，P99）继续排便，双手撑住两膝挺起双肩〔图 2-2-10（P98）、图 2-2-13（P100）〕，为拔提动作助力，以增强抻拔力度，沿下腹向左、向右持续抻牵的动作要到位，呼吸要自然。一次排便结束之后，继续采用“拔抻下腹”（图 2-2-12，P99）进行催便。两个动作反复交替进行，不要停止，操作直到排便结束。

【提示】“拔抻下腹”既有寻便与催便的功效，也有促进排便的作用，两个动作反复交替进行，一气呵成完成排便。

【用途】本组合可用于有便意排便，适用于排便正常的人群及蹲厕时间经常过久的人群。

2. 无便意寻求排便

人们需要排便的时候如果没有便意，可以通过寻求便意来实现排便。

组合一：是排便动作“拔提左肩”和“拔提右肩”与寻便动作“绕脐抻飞”的组合，排便时先后交替进行。

【方法】无便意寻求排便时，常常需要寻便、排便、寻便、再排便四个步骤。

①寻便：采用“绕脐抻飞”（图 2-2-50，P136）动作 6 次，“拔提左肩”（图 2-2-14，P101）动作两次，“拔提右肩”（图 2-2-15，P102）动作两次。反复交替，以寻出便意。

②排便：当出现便意时，采用“拔提左肩”与“拔提右肩”交替进行排便（拔提动作的持续时间可视排便需要适当延长），直至第一次排便结束。

③催便：第一次排便结束之后不要停顿，立即采用“绕脐抻飞”“拔提左肩”与“拔提右肩”，再次进行交替寻便。肠道蠕动功能减退者，操作时可以稍加力度，反复进行。

④二次排便：二次便意出现后，立即采用“提拔左肩”再次进行排便，

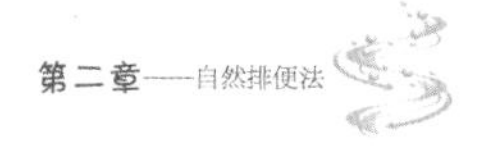

直到排完结束。

【提示】如果排便时感到动力不足，“拔提左肩”时可同时配合“撑左肩助力”，请参照图 2-2-10（P98），促使拔提左肩动作达到较高力度，以促进排便。“拔提右肩”时，则同时配合“撑右肩助力”，请参照图 2-2-13（P100）。

【用途】本组合适用于无便意排便，人们可以在需要进行排便但无便意，或者便意淡漠时应用本方法。

组合二：是运动排便法“抻拔左下腹”“抻拔右下腹”与动作寻便法“慢转结肠”的组合。

【方法】

①寻便：采用“慢转结肠”（图 2-2-48，P134）转动 8 圈，“抻拔左下腹”（图 2-2-8，P97）动作 2 次，“抻拔右下腹”（图 2-3-1）动作 2 次，反复交替操作寻便。

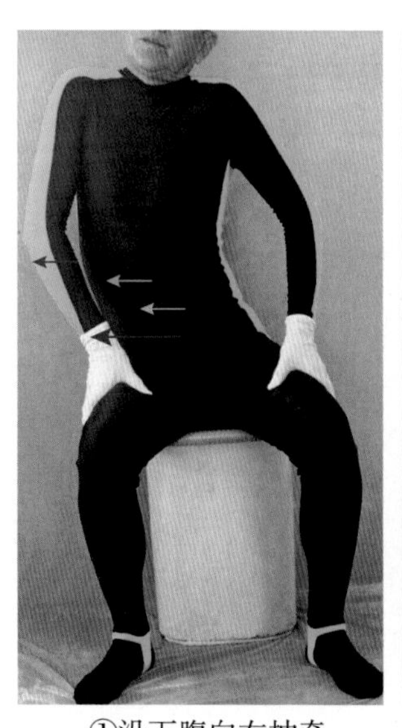

①沿下腹向右抻牵

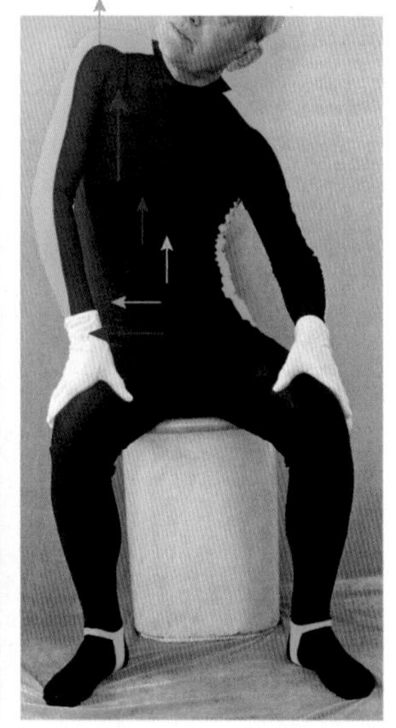

②沿右肋向上拔提

图 2-3-1　抻拔右下腹

②排便：当出现便意时，采用抻拔左下腹与抻拔右下腹，左右交替，完成一次排便。

③催便：第一次排便结束后，立即采用“慢转结肠”与“抻拔左下腹”再次进行催便。动作可以稍慢一些，但要扎实、稍有力度，反复交替操作，直到便意再次出现。

④二次排便：再次便意出现后，立即采用抻拔左下腹与抻拔右下腹交替进行排便，直到排完结束。

【用途】本组合适用于无便意排便，可以在人们需要进行排便但无便意，或者便意淡漠时应用。适合正常排便人群与轻、中度便秘人群使用。

3. 排便困难人群寻求排便

排便困难的人群主要有缺乏便意与排便动力不足的表现，需要通过有效的寻便动作，来寻求便意并促进排便。

组合一：由运动排便法“抻拔左下腹”“抻拔右下腹”，操作排便法“排秘点单侧旋动法”，与动作寻便方法“下腹右抻左串”三类动作组合而成。

【方法】

①寻便：采用“下腹右抻左串”（图 2-2-45，P130），做 10~20 个串动往返，“左右抻拔”（图 2-2-12，P99），左右各做两次。两项动作反复交替操作，进行寻便与增强便意。

②排便：当出现便意时，即可采用抻拔左下腹（图 2-2-8，P97），配合以右侧“排秘点单侧旋动法”（图 2-2-33，P117），两动作同时进行将粪便排出。也可与“抻拔右下腹”交替应用。

③催便：一次排便结束后，立即采用“左右抻拔”与“下腹右抻左串”两个动作交替催便。

④二次排便：便意出现后，即可依照前面的方法，选用“抻拔左下腹”与“拨秘点单侧旋动法”相互配合进行排便，直到排完结束。

【用途】此组合适合重度便秘患者、孕妇等排便困难的人群使用。

组合二：是以操作寻便方法“排秘点按弹寻便法”，运动排便方法“左右拔提”与操作排便方法“拨秘点单侧旋动法”三个动作相互配合排便的方法。

【方法】

①寻便：采用“排秘点按弹寻便法”（图 2-2-51，P137），反复按弹寻

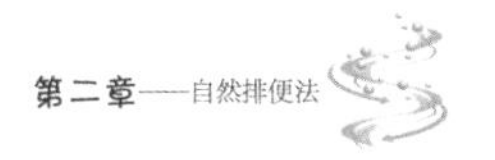

便，同时进行“拔提左肩”（图 2–2–14，P101）与“拔提右肩”（图 2–2–15，P102），两项动作反复交替操作以助寻便和增强便意。

②排便：当出现便意时，即可采用拔提左肩，配合“右侧拨秘点单侧旋动法”（图 2–2–11，P98），两动作同时进行，将粪便排出。如果没有完全排尽，就换成“拔提右肩”配合“左侧拨秘点单侧旋动法”继续进行排便，将粪便排尽。

③催便：一次排便结束后，立即选择拔提左肩与拔提右肩交替操作催便。

④二次排便：便意出现后，即可采用拔提左肩与拔提右肩进行排便，直到排完结束。

【提示】坐着排便时，要挺胸坐直，左手撑住膝部，为拔提左肩助力。蹲姿排便时，则以双手扣住两膝，撑肩助力，协助增强抻拔的动作力度。拔提左肩时，要将左肩向上撑到顶，右肋缘向左收到极限，左臂上撑力挺左肩，协助心口窝尽量向上拔提，同时用右手中指在右侧拨秘点进行单侧旋动，反复旋动将粪便排出。呼吸要自然，不能憋气。如果换成“拔提右肩”，则动作方向相反。

【用途】本组合适用于直肠壁内压力感受器敏感度减弱导致便意淡漠的情况，例如粪便已经抵住肛门却无法实现排便的情况，适合重度便秘的人群使用。

以上举了六个例子，只是用以说明 5 分钟排便方法的组合要领，大家可以将其作为参考，依照要领另行组成一个适合自己的组合。

第三章 肛肠健康

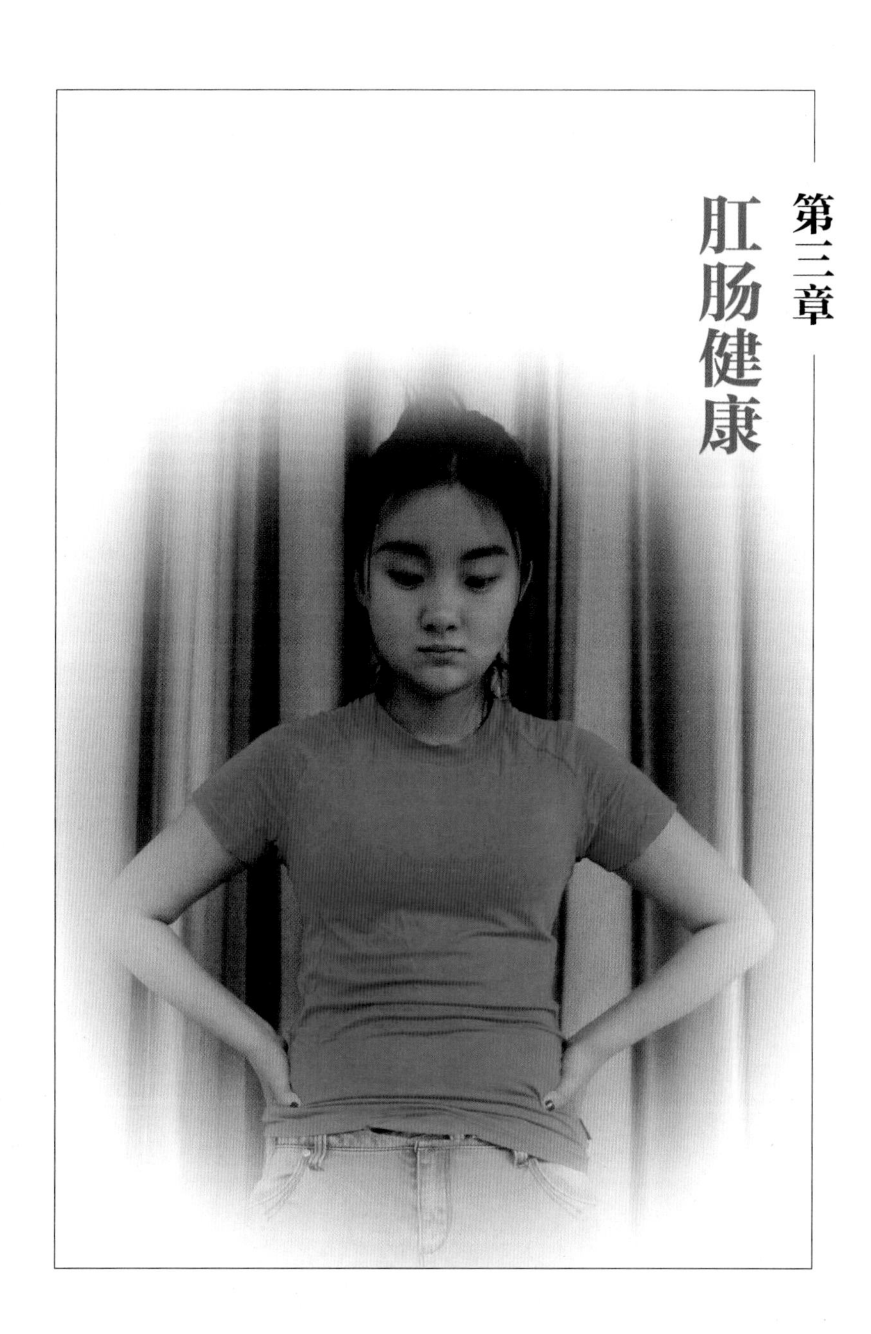

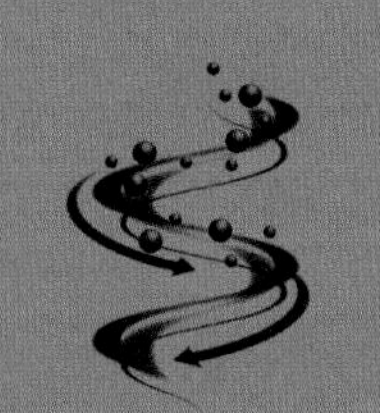

第一节　如何调养肛肠疾病

据相关文献统计，我国肛肠病总发病率为59%，其中女性的发病率为67%，男性的发病率为53.9%，无论是男性还是女性，发病率都在半数以上。而女性的发病率比男性高出13.1%，其中以痔、肛裂、脱肛最为多见。人们一不留神就会罹患某种肛肠疾病，病情随时发展，苦不堪言。

一、康复肛肠疾病的要领

康复肛肠疾病，重点在于改善排便方法、避开恶性刺激、疏通局部微循环与避免再度创伤几个方面。

（一）关注发病根源

康复肛肠疾病，同样需要针对病因来进行防治才能获得更好的效果。

1. 废除挤压式排便才能确保肛肠健康

我们在第一章第二节“罹患便秘的潜在病因”中，就已经详细地列举并阐述了各种引发便秘的因素。在分析过“用力挤压式排便是罹患便秘的推手”这一部分的内容后，我们可以得知，人们只有遗弃用力挤压式的排便方法，而采用“自然排便法”的相关动作，才能确保肛肠健康。而对第二章“自然排便法”的内容进行系统性的学习和理解之后，人们就可以选择没有破坏力的，自然、健康的排便方法。大家就会有办法、有能力，让肛肠疾病远离人们的生活。

2.“自然排便法”是肛肠疾病的克星

自然排便法，是可以用来替代挤压式排便，且有利于预防并康复肛肠疾病的排便方法。

如今，有了自然排便法，便秘与肛肠疾病就有了克星。如果人们都能应用自然排便法排便，人人拒绝挤压式排便，不给肛肠疾病留下发展和发病的机会，就有望摆脱痔疮、脱肛、肛裂等诸多肛肠疾病，把这些疾病的苗头扼杀在摇篮中。

在第一章第三节“标本兼顾摆脱便秘”中，我们就开始给大家介绍了应对各种便秘症状的方法。不管是便意淡漠、排便困难，还是便排不尽、排便周期长，相信大家都可以在本书中找到自己需要的相关方法。

自然排便法的相关动作，同样有益于改善内脏器官的血液循环，促进肛肠疾病的逐步康复。经过临床手术治疗痊愈的肛肠疾病的患者，可以选用自然排便法排便，保护病灶，防止再度损伤，有利于巩固治疗成果，降低复发的几率。

（二）掌握康复重点

针对发病根源，选择适合自己的康复方法。主旨是改善局部微循环，促进疾病康复，并防止再度创伤。

1. 采用“自然排便法”排便、寻便，以改善排便方式，远离发病根源，营造良好的排便环境，有益于疾病康复。肛肠患者最好养成晨起排便的习惯，因为晨起时便块较柔软而易排。

2. 排便时，采用肛肠病灶的保护方法保护病灶，减少病灶与粪便的摩擦等恶性刺激。

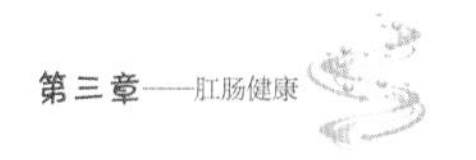

3. 每天做 1~2 次康复动作组合，以疏通局部循环。每晚睡前热水坐浴，以改善局部微循环，促进疾病康复。

4. 建议废除挤压式排便，杜绝疾病的发生。

二、常见肛肠疾病康复方法

（一）肛肠保健动作

围绕直肠区进行各种相关动作，有益于局部微循环的改善，对于修复肛部病灶，康复肛肠疾病有积极的作用。选取几个主要的动作方法，简介如下：

1. 拔旋直肠区（图 3-1-1）

【动作要领】由双肩与腰背负责向上拔提，下腹腹肌与腰椎配合心口窝，沿直肠区旋动。

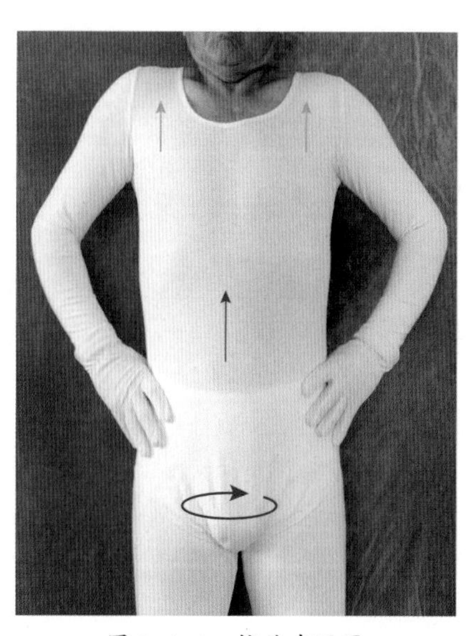

图 3-1-1　拔旋直肠区

【动作方法】首先定位于直肠区，沿直肠区持续向上拔提，再绕直肠区顺时针旋动，如同在直肠区拨动光盘进行旋动一般。旋一圈，同时呼气，再旋一圈，同时吸气。

2. 拔溜直肠区（图 3-1-2）

【动作要领】由双肩与腰背负责向上拔提，小腹腹肌与腰椎配合心口窝，沿直肠区前后溜动。

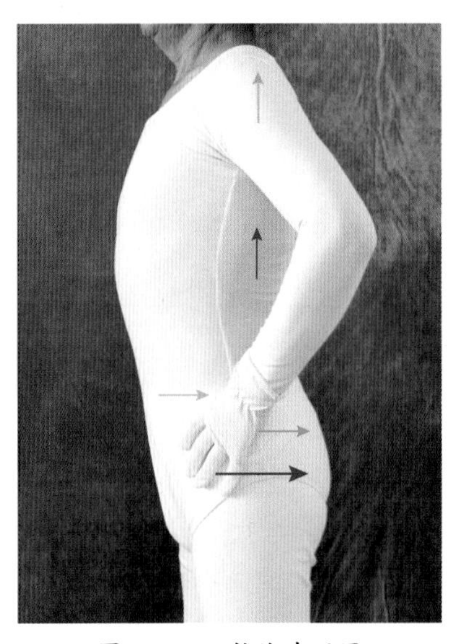

图 3-1-2 拔溜直肠区

【动作方法】首先定位于直肠区，沿直肠区向上拔提，并在持续拔提的状态下，沿直肠区前后溜动。向后溜的同时呼气，向前溜的同时吸气。

3. 拔摆直肠区（图 3-1-3）

【动作要领】由双肩与腰背负责向上拔提，下腹腹肌与腰椎配合心口窝，沿直肠区左右摆动。

【动作方法】首先定位于直肠区，沿直肠区持续向上拔提，然后沿直肠区左右摆动。向右摆的同时呼气，向左摆的同时吸气，做 8 个八拍。

4. 纳串骶部（图 3-1-4）

【动作要领】由腰骶部负责向后收纳，下腹腹肌与髋部配合心口窝，沿骶部窜动。动作时上体要微向前躬，以突出骶部。

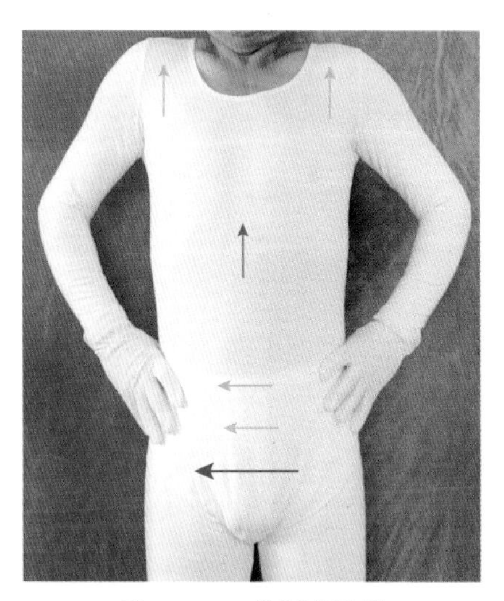

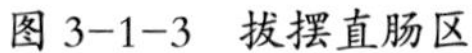
图 3-1-3　拔摆直肠区

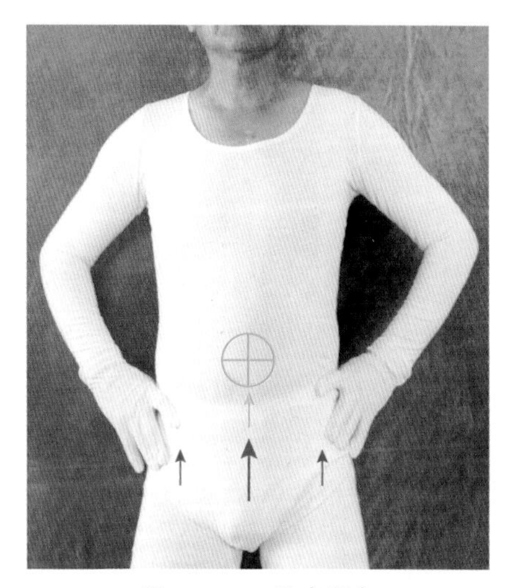
图 3-1-4　纳串骶部

【动作方法】将动作部位定位于盆底后方的骶部，首先沿骶部向后持续收纳，然后沿骶部上下串动。向上串的同时呼气，向下串的同时吸气。

5. 纳转骶部（图 3-1-5）

【动作要领】由腰骶部负责向后收纳，下腹腹肌与髋部配合心口窝，沿骶部转小圈。动作时上体要微向前躬，以突出骶部。

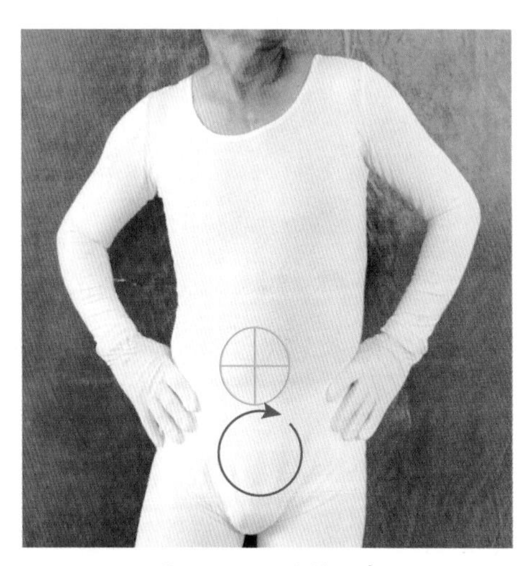
图 3-1-5　纳转骶部

【动作方法】首先定位于骶部，再沿骶部向后持续收纳，然后沿后骶部顺时针转动。转动时，由两腿的交错动作带动两髋转动配合。沿骶部转一圈，同时呼气，再转一圈，同时吸气

（二）痔的养护与康复方法

【主要症状】肛门部位有闷重感，疼痛、出血，排便时加剧。

【潜在病因】痔的发病原因，与用力挤压式排便有直接的关系。用力挤压式排便时，将全部挤压力都集中在直肠与肛管部位，导致局部循环受阻，肛管部位静脉丛充血，甚至肿胀起来。当遇到干燥、坚硬、粗糙的便块时，如果引起摩擦而对血管造成损伤，则可能使直肠底部黏膜的静脉丛发生曲张而形成静脉团。病灶呈突起状，排便时会又会触及病灶、擦伤病灶，引发疼痛和出血的症状，给患者带来痛苦。在采取用力挤压方法排出干硬便块的人群中，痔疮的发病率很高。

【康复要领】废除挤压式排便方式，坚持采用自然排便法排便。注意保护病灶，采用具有康复作用的动作组合，促进康复。此外，热水坐浴可以改善局部循环，也有助于康复。

【排便方法】

1. 拔提左肩（图 3–1–6）与拔提右肩（图 3–1–7），两个排便动作交替进行。可与保护病灶之中操作方法配合。拔提左肩时，用右手保护病灶；拔提右肩时，用左手保护病灶。

2. 左右交替抻拔：先抻拔左下腹（图 3–1–8），动作持续 5~6 秒钟，再抻拔右下腹（图 3–1–9），动作持续 5~6 秒钟。如此反复交替操作，同时单手保护好病灶。

3. 粪便干硬时，请选择“拔抻下腹”（图 3–1–10），左右交替进行。同时要与双手操作的方法配合，如“排秘点两侧抻拨法”（图 3–1–11）、“排秘点双侧同步牵抻法”（图 3–1–12）等，配合操作将硬便排出。

4. 遇到“塞便”时，请选择“拔提直肠区”（图 3–1–13）。同时要与双手操作的方法配合，如“对应点双侧同步换位抻拨法”（图 3–1–14）、“对应点双侧同步换位引牵法”（图 3–1–15），配合操作将粪便排出。

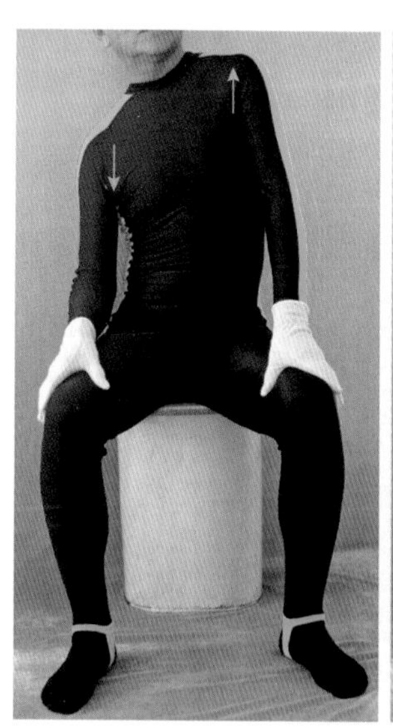
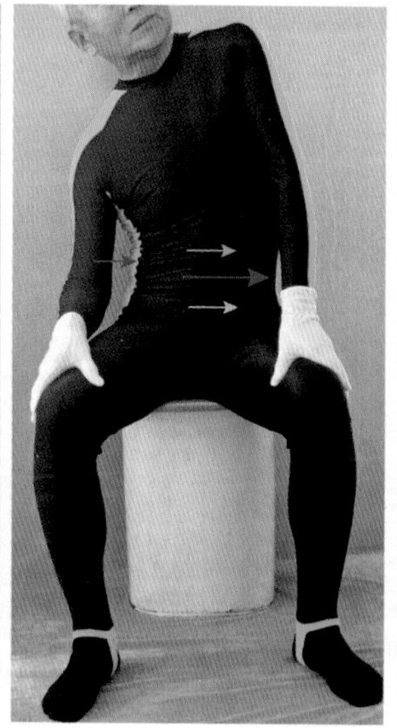
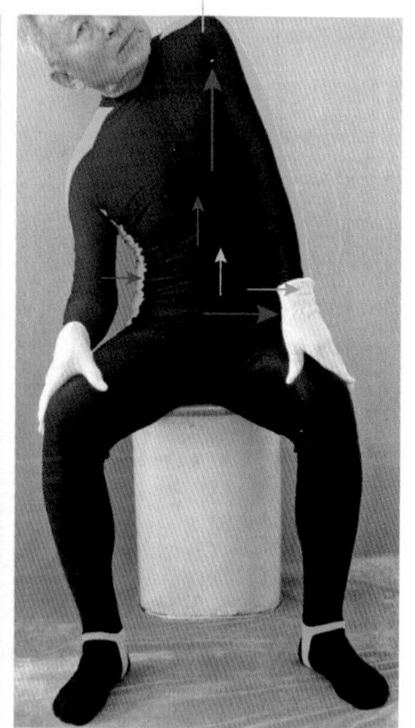

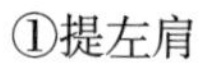
①提左肩　②收右肋　③拔提左肩

图 3-1-6　拔提左肩

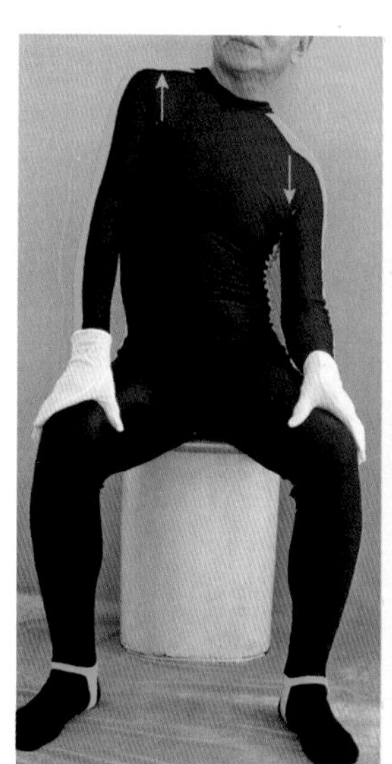
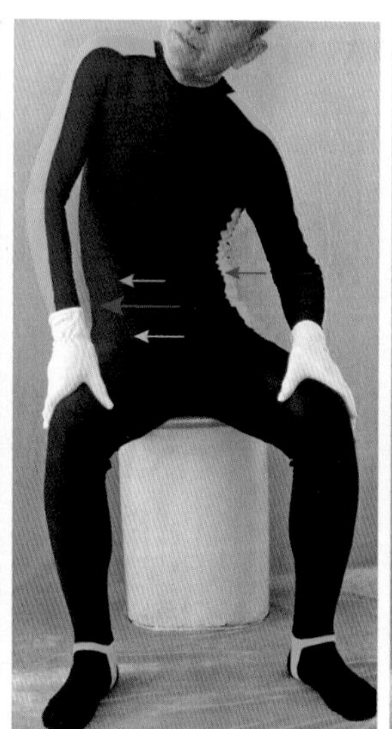
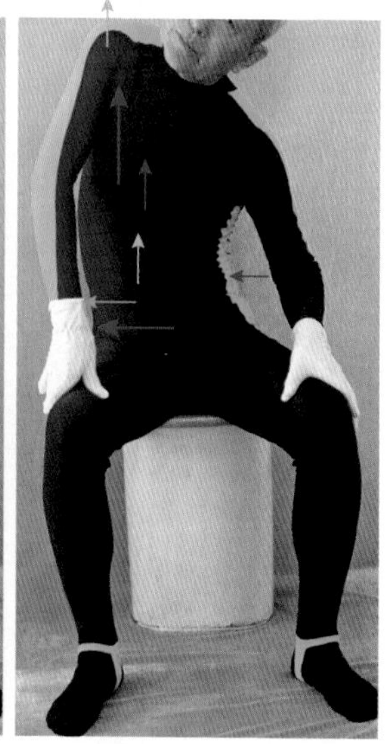

①提右肩，沉左肩　②右肋缘向左顶　③左肩尽力上拔

图 3-1-7　拔提右肩

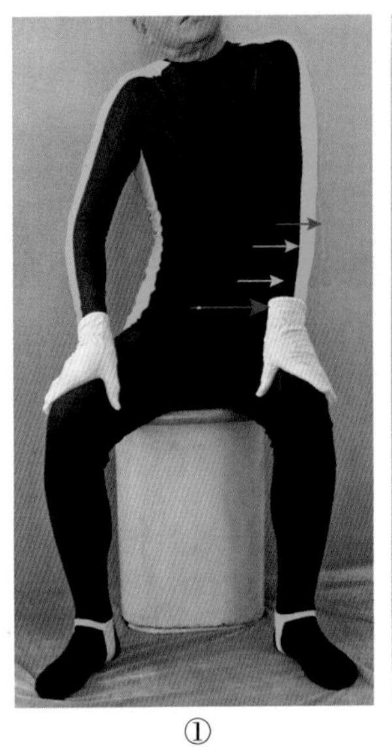

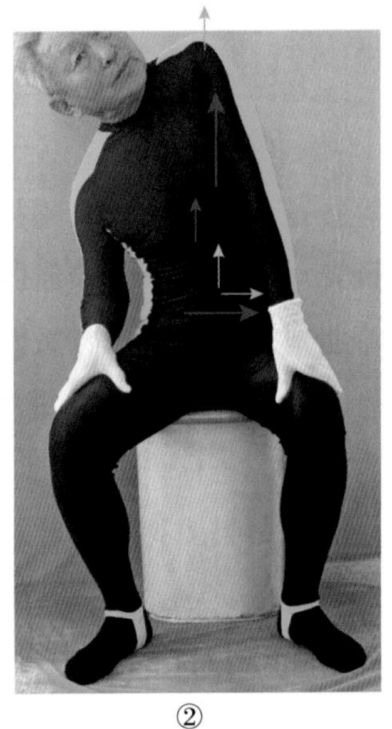

① ②

图 3-1-8 抻拔左下腹

①向左抻牵：由左肋带动腰椎与腹肌，向左抻牵到底。

②向上拔提：左肩、腰椎与腹肌配合心口窝，沿直肠区向上持续拔提。

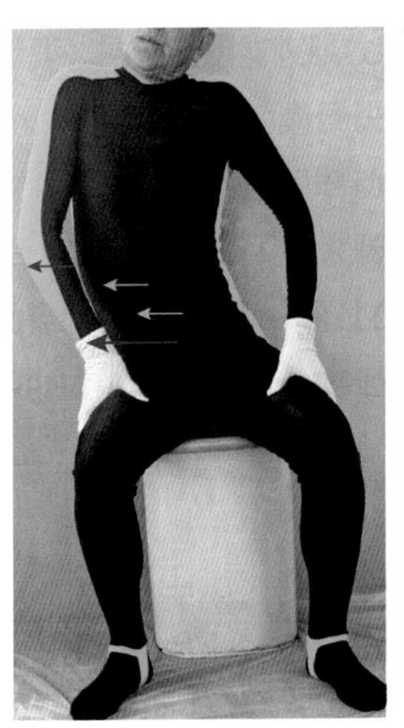

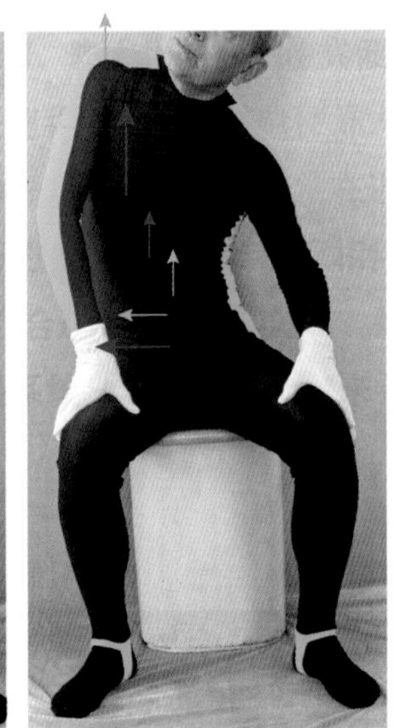

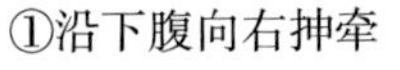

①沿下腹向右抻牵 ②沿右肋向上拔提

图 3-1-9 抻拔右下腹

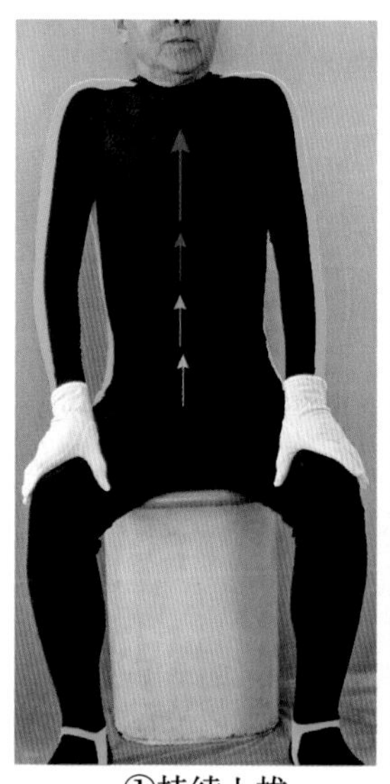

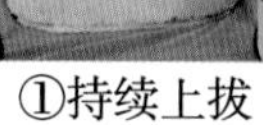

①持续上拔

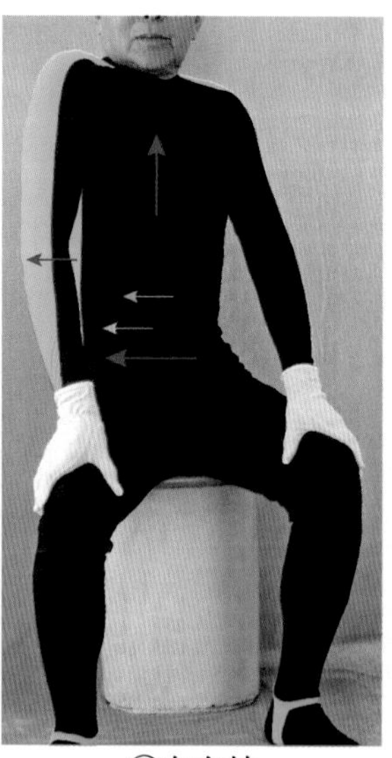

②向右抻

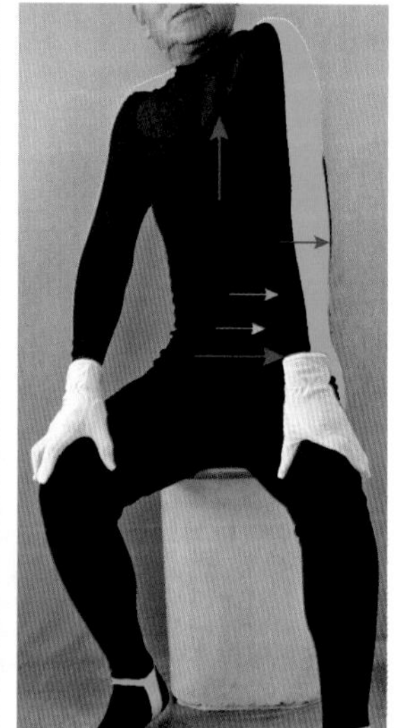

③向左抻

图 3-1-10　拔抻下腹

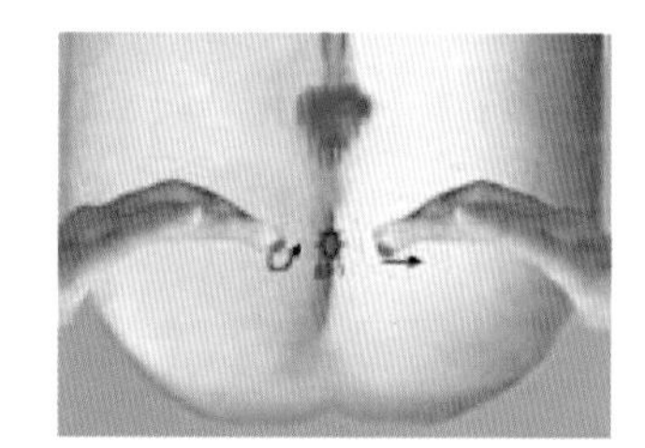

图 3-1-11　排秘点两侧抻拔法

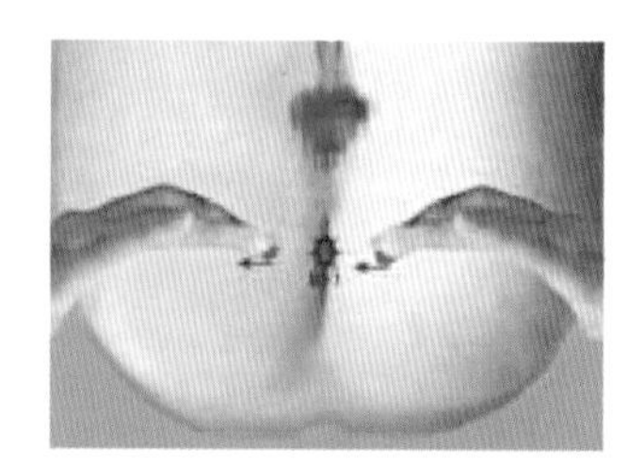

图 3-1-12　排秘点双侧同步牵抻法

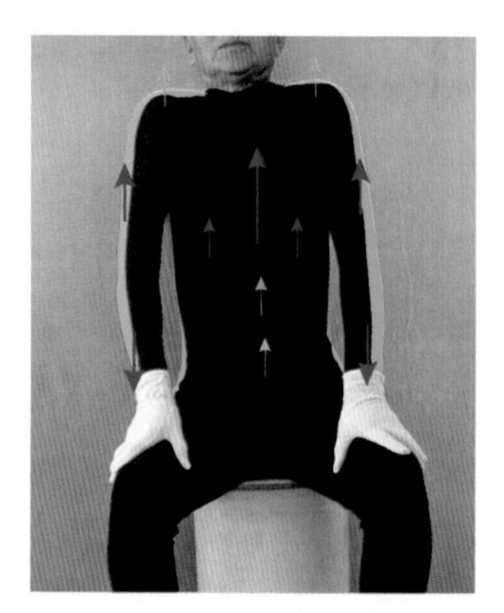

图 3-1-13　拔提直肠区

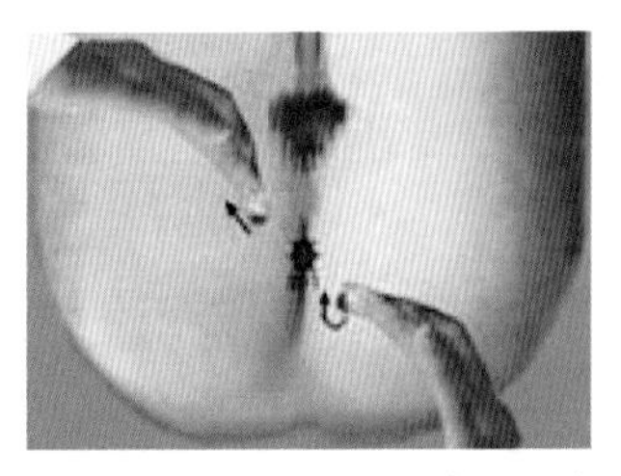

图 3-1-14　对应点双侧同步换位抻拔法

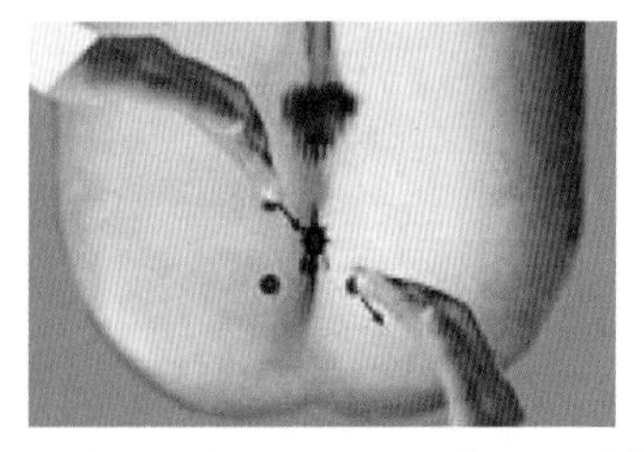

图 3-1-15　对应点双侧同步换位引牵法

【病灶保护】每当粪便经过肛管时，要尽量向上拔提腰骶，化解“肛门别劲”。另外要注意选择单手或者双手保护操作方法来保护病灶，方法如下：

（1）单手保护操作方法

内痔常见于截石位 3、7、11 点处（图 3–1–16）。

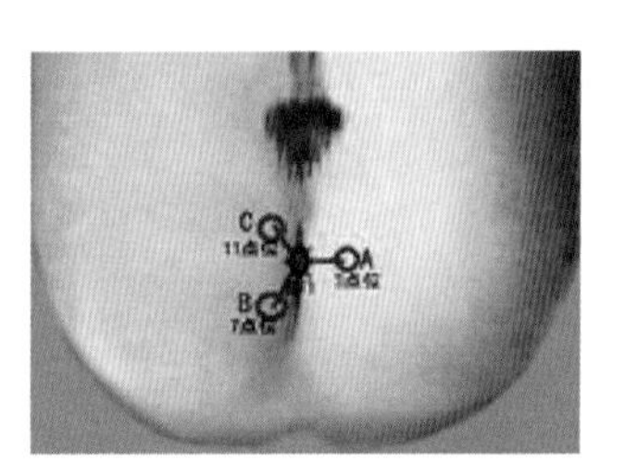

图 3-1-16　内痔的常见位置

“单手操作方法”是在排便时，采用单手控制病灶部位，避免病灶部位与便块接触，减少粪便与病灶间的摩擦。例如：

①病灶在 7 点处者，将左手中指指腹，固着在左侧靠近左侧拨秘点的截石位 7 点处（图 3–1–16 中的 B 点）。当便块经过肛部时，指腹轻轻向外（左后方）微微移动，即可使病灶脱离与便块的接触。

②位于 3 点处者，可将右手中指指腹固着于截石位 3 点处（右侧排秘点），保护病灶。当便块经过肛门时，手指轻轻向外抻牵（图 3–1–16 中的 A 点），使病灶脱离与便块的接触。

③病灶位于截石位 11 点处者，可将左手中指指腹，固着于左上方截石位 11 点处（图 3–1–16 中的 C 点），保护病灶。当便块经过肛管时，手指轻轻向外（斜上方）抻牵，即可使病灶脱离与便块的接触。

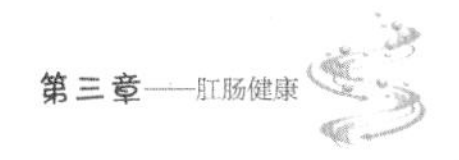

其他类型的肛肠疾病，也可参照上述的方法，旨在使病灶避免与便块接触，避免摩擦，加快肛肠疾病的康复。

（2）双手操作方法

此是保护病灶与操作排便双手分别动作的方法。每当痔疮患者遭遇重度塞便时，请采用“双手操作方法”，一手保护病灶，另一手边进行操作排便，边保护病灶。两手相互配合，既要保护病灶，又要将塞便排出，方法是：

①位于截石位 7 点处的痔，左手保护病灶，右手进行操作排便。方法是：将左手中指指腹，固着于截石位 7 点处（图 3–1–16 中的 B 点），向外抻牵保护病灶，同时将右手中指指腹固着于右侧排秘点上，按拨便块，促使便块下行（按拨方向要避开病灶，不要直接对病灶按拨）。当便块经过病灶时，左手手指轻轻向外抻牵，右手适当调整肛门形态配合，既能使便块与病灶脱离接触，又让便块顺畅排出。

②位于截石位 3 点处的痔，将右手中指指腹，固着于截石位 3 点处（图 3–1–16 中的 A 点）保护病灶，同时将左手中指指腹固着于左侧拨秘点上，按拨便块，促使便块下行（按拨方向要避开病灶，不要在病灶处按拨）。当便块经过肛门时，右手手指轻轻向外抻牵，使病灶脱离与便块的接触，以便将干硬便块排出。

③位于截石位 11 点处的痔，将左手中指指腹，固着于左上方 11 点处（图 3–1–16 中的 C 点），保护病灶，同时将右手中指指腹固着于右侧排秘点上，按拨便块，促使便块下行。当便块经过肛门时，左手手指轻轻向外抻牵，使病灶脱离与便块的接触，并将干硬便块排出。

【康复动作】痔的康复，既需要一定的康复过程，也需要多种方法的密切配合。人们可以采用康复动作组合，每天做 1~2 遍，并配合需要选择热水坐浴或者相关的药物治疗。

参考组合一：摆、拔、转、溜、旋组合

①拔摆直肠区，请参照图 3–1–3，做 8 个八拍。

②拔腹收肛，一次拔收 5~6 秒钟，连续做 5~6 次（图 3–1–17）。

③慢转结肠，做 4 个八拍（图 3–1–18）。

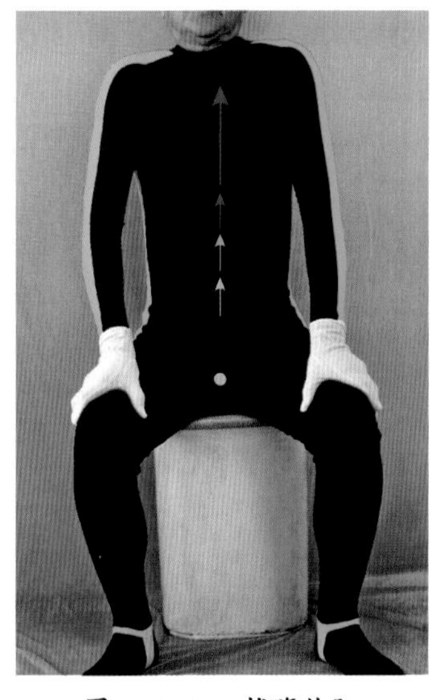

图 3-1-17　拔腹收肛

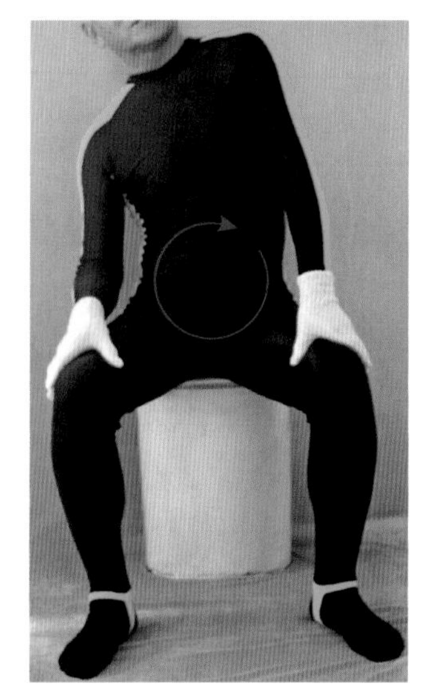

图 3-1-18　慢转结肠

④拔溜直肠区，动作请参照图 3-1-2，做 8 个八拍。

⑤平旋下腹，做 8 个八拍（图 3-1-19）。

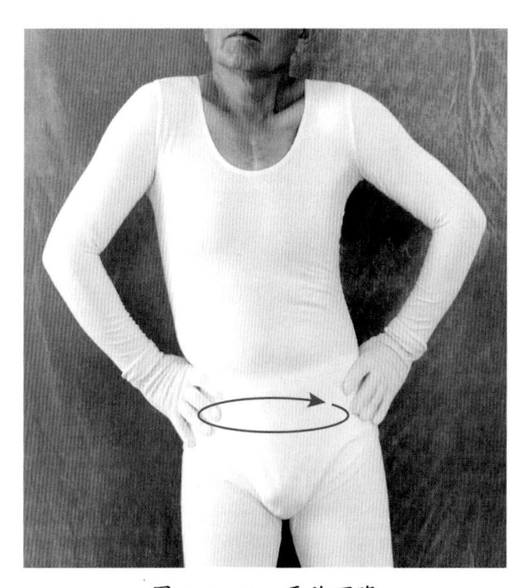

图 3-1-19　平旋下腹

从下腹前面向右、向后、向左、向前，回到原处旋一圈，动作如同光盘旋转的模式。

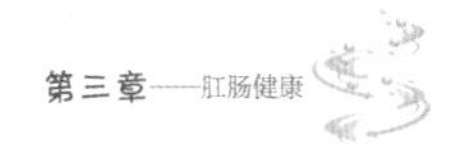

参考组合二：提、荡、串、拔、扭组合

①拔提直肠区，请参照图 3–1–13（P159），一次拔提 5~6 秒钟，做 8 次。

②荡会阴，做 4 个八拍（图 3–1–20）。

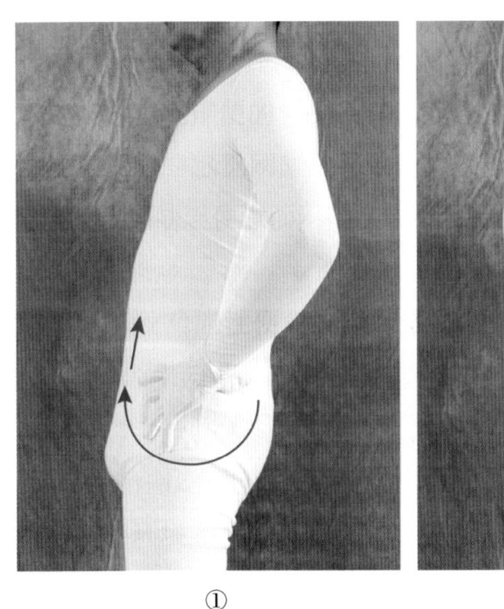

①

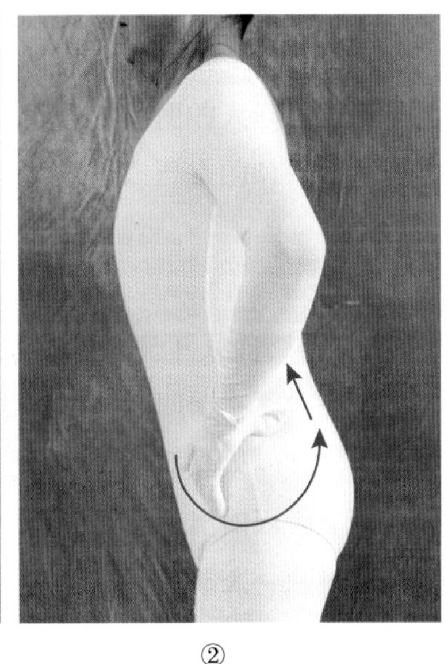

②

图 3–1–20　荡会阴

①向前荡：从骶骨后方向下，经会阴向前，向上崛起到耻骨，再向上扬一下。

②向后荡：由耻骨向下，经会阴向后，再向上回到骶骨后，并沿骶骨向上翘一下。

③纳串骶部，请参照图 3–1–4（P155），做 8 个八拍。

④拔落腹腔，做 2 个八拍（图 3–1–21）。

⑤交替扭髋，动作要缓慢而轻柔，左右交替，做 16 个往返（图 3–1–22）。

（三）直肠脱垂康复方法

【主要症状】直肠脱垂俗称脱肛，患者可以感到有肿物样的东西自肛门脱出。轻者便后可自行回纳肛门以内，脱垂严重者便后无法自行回纳，需要用手将脱垂部位塞回肛门，方可回归肛内。

【潜在病因】脱肛的根本原因，完全是挤压式排便所致。每当人们用力挤压式排便时，其强大的挤压力，不断损伤着牵系直肠的韧带与肠系膜，迫使直肠不断下挫。强大的挤压力，也促使肠道分泌细胞因缺血而大量休

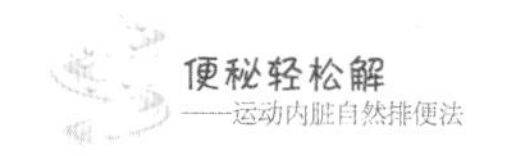

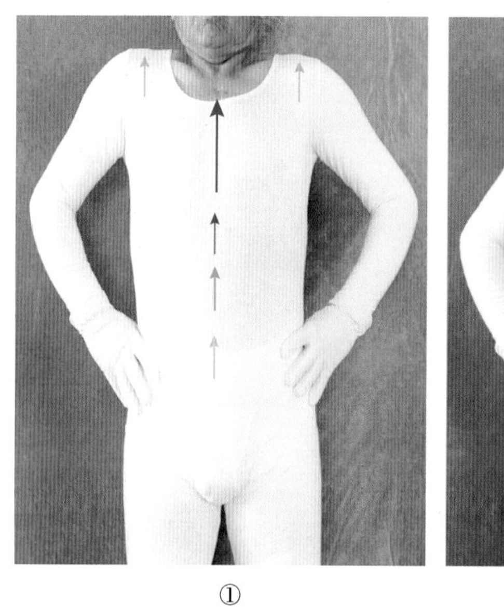

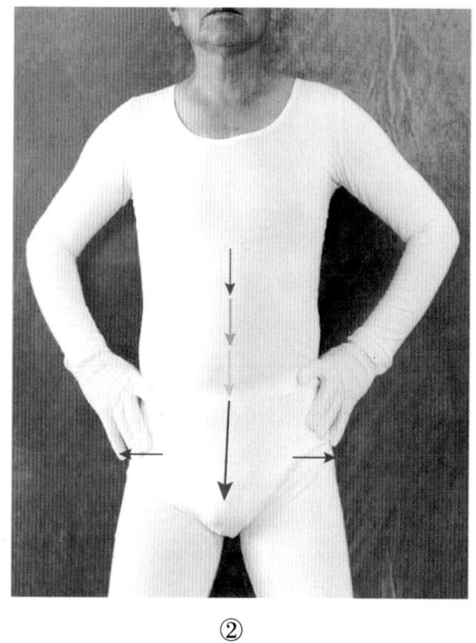

① ②

图 3-1-21　拔落腹腔

①向上拔：胸廓上举、腹肌上拥、双肩上耸，共同配合心口窝向上拔到顶。
②向下落：胸廓与腰椎垂直下降，腹肌向下压，两髋横向展开，配合心口窝向下落到底。

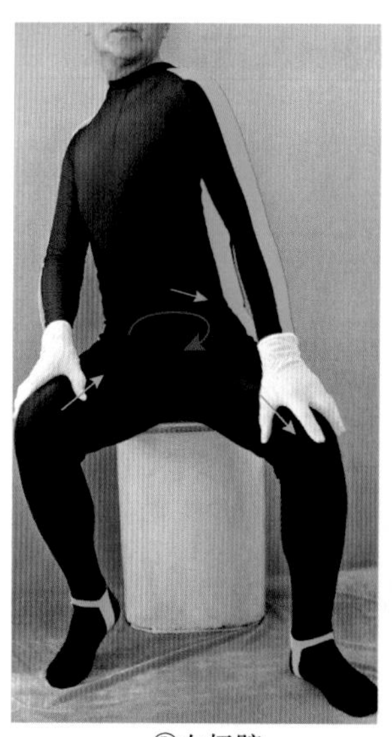

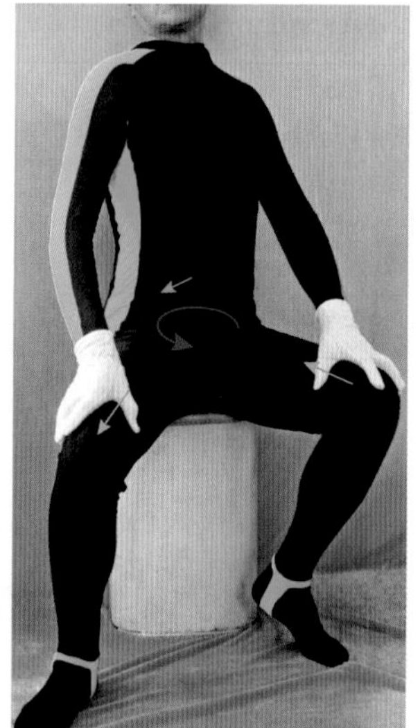

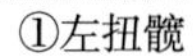

①左扭髋 ②右扭髋

图 3-1-22　交替扭髋

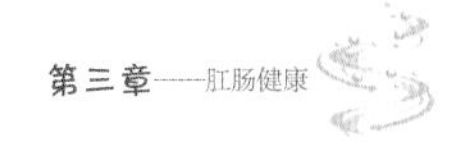

眠，使肠液分泌减少，致使肠道干涩，增大与粪便间的摩擦阻力。当排出干硬粗糙的粪便时，在挤压力驱动下，便块会裹挟着直肠壁，一同被排出肛门以外，而造成脱肛。且随着每一次用力挤压式排便，都会逐渐加重脱肛的程度。

【康复要领】必须弃用挤压式排便的方法，改用自然排便法排便，通过向上拔提的动作，尽量将直肠保留在原有位置，并可以采用相关操作排便方法进行配合，有效阻止直肠的下移与脱出。再通过日常进行相关康复动作的操作，来让脱肛症状得到缓解，并使之逐渐好转。此外，热水坐浴也可以促进局部循环，有助于康复。

【排便方法】

1. 左右抻腹（图 3–1–23）：先抻拔左下腹两次，再抻拔右下腹两次，如此反复交替操作，完成排便活动。排便动作宜轻缓，必要时可配合以“排秘点按拨法”（图 3–1–24）、“拨秘点单侧旋动法”（图 3–1–25）等操作排便方法，让粪便顺畅排出，避免直肠脱出，下同。

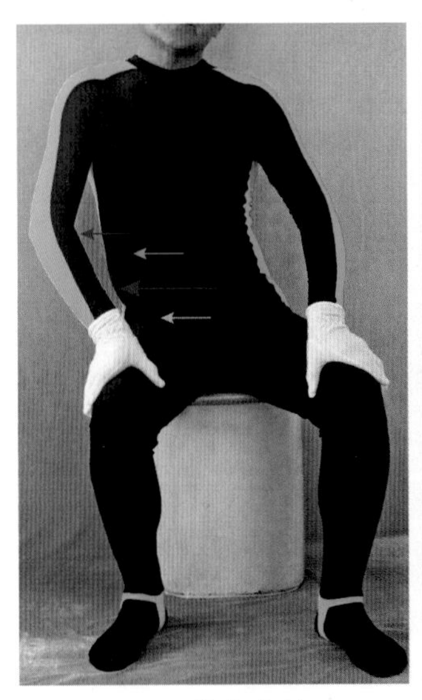

①向右抻

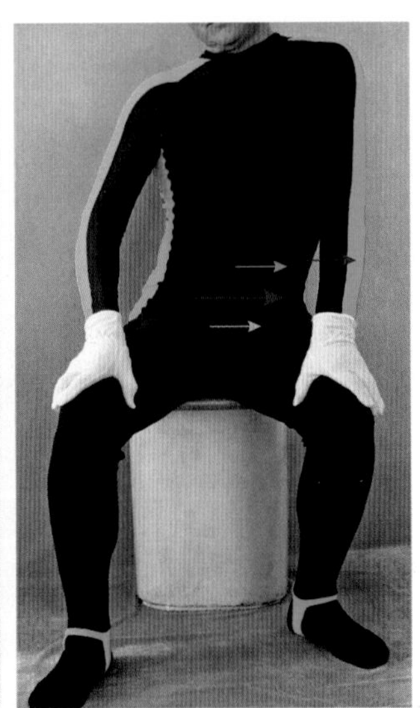

②向左抻

图 3–1–23　*左右抻腹*

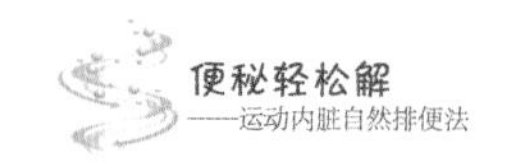

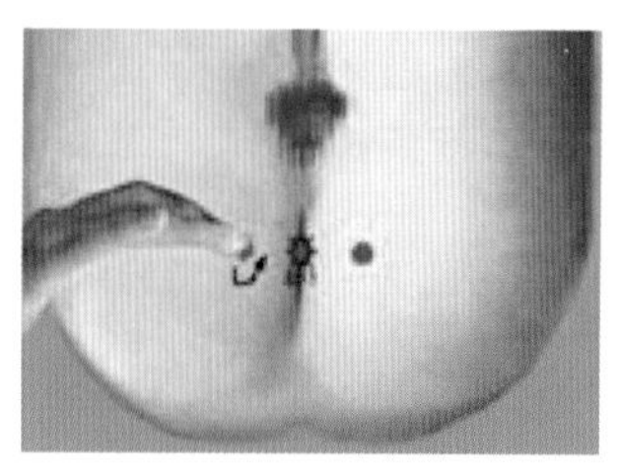

图 3-1-24　排秘点按拨法

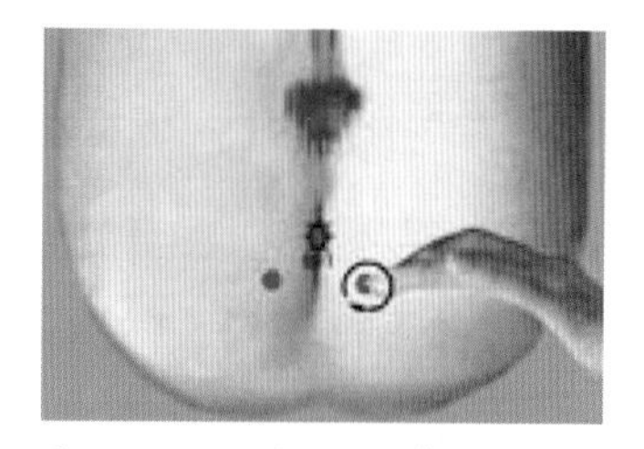

图 3-1-25　拨秘点单侧旋动法

2. 扭髋纳拔（图 3-1-26）：可以左、右反复交替进行，也可以采用相关操作排便方法进行配合，防止直肠脱出。

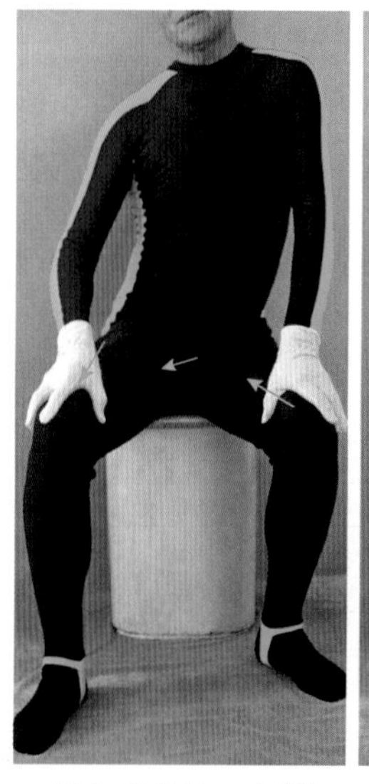

①右膝前抻，左膝后收，髋部右扭

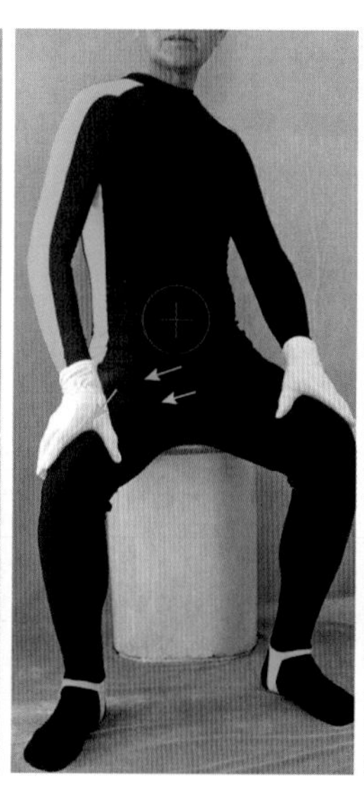

②腰椎右转，下腹向后收纳

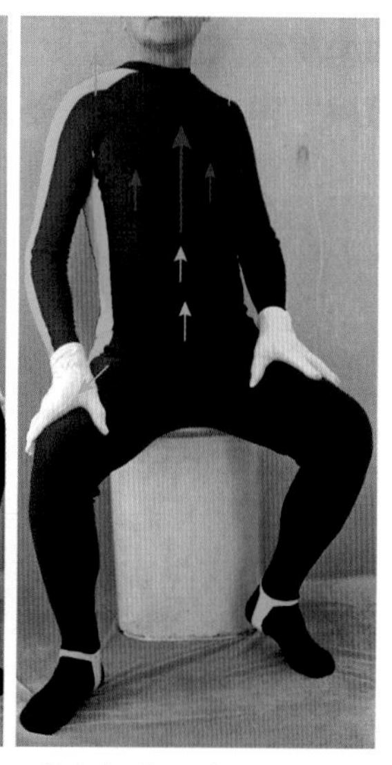

③各部位配合心口窝沿直肠区持续向上拔提

图 3-1-26　右扭髋纳拔

3. 拔提直肠区：请参照图 3-1-13（P159），要由双肩牵引腰椎尽量上拔。可采用“交替扭髋”图 3-1-22（P164）或“撑肩加力”配合，以增强排便力度，也可以采用相关操作排便方法进行配合，防止直肠脱出。

【保护方法】脱肛患者只要采用自然排便的方法，而不再用力挤压式排便，就是对脱肛病灶的最好保护。还可以按压肛后保护点，将单侧指腹固着于肛后保护点上，当粪便快要通过肛门时，轻轻地向前或者向偏左、偏右的方向微微挤压，以阻止直肠脱出，也可同时配合扭髋。

【自主回纳】排便时直肠脱出肛门之外，排便后需要回纳，人们可以采用“扭髋拔腹收肛”动作进行自主回纳。方法是在拔腹收肛的动作持续时，进行左右交替扭髋，先沿骶部垂直向上拔提，同时收肛，再左膝向前伸，右膝向后收，促使脱肛回纳，然后再右膝向前伸，左膝向后收。如此左右交替，反复进行操作，实现回纳。动作时呼吸要自然，不可憋气。

【康复动作】可以选择下面任一组合，或者自己另行组合动作，每天做2~3遍。

组合一：拔、转、溜、扭、旋组合

①拔提直肠区，请参照图3–1–13（P159），做5~6次。

②纳转骶部，请参照图3–1–5（P155），做4个八拍。

③拔溜直肠区，动作请参照图3–1–2（P154），做4个八拍。

④扭髋收肛，是在进行“拔腹收肛”动作的同时，加上“左右扭髋”（图3–1–22，P164）。拔腹收肛动作要持续并稍有力度，同时左右交替扭髋。扭髋动作要在扭到位之后，持续2~3秒钟。左右交替进行操作，做8个反复。

⑤平旋下腹，请参照图3–1–19（P162），做4个八拍。

组合二：旋、扭、拔、荡、摆组合

①拔旋直肠区，请参照图3–1–1，做4个八拍。

②交替扭髋，请参照图3–1–22，左右交替，做8个往返。

③拔腹收肛，请参照图3–1–17，做5~6次。

④荡会阴，请参照图3–1–20，做4个八拍。

⑤拔摆直肠区，请参照图3–1–3，做4个八拍。

（四）肛裂的康复方法

肛裂多发于截石位6、12点处，与粪便和肛管相互“别劲”的位置点相向（图3–1–27）。

【主要症状】肛部时而痒痛，排便时可呈撕裂样疼痛，常有新鲜血液附着在便块之上。

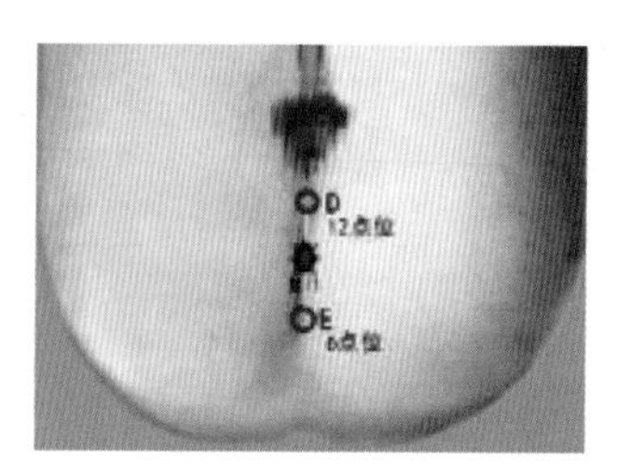

图 3-1-27　肛裂病灶常见位置

【潜在病因】是因采用挤压式排便的方法，促使干燥坚硬的便块，强行通过“别着劲”的肛部时，撑裂肛部皮肤层，造成皮肤层的损伤和出血，并引发疼痛。经过反复裂伤，可使创伤部位逐渐形成一个溃疡创面，即为肛裂。

【康复要领】首先，必须弃用造成肛裂的挤压式排便方法，改用自然排便法排便。排便时将腰骶尽量上提，不仅可以减轻粪便与肛管的“别劲”，还能减少粪便与病灶间的摩擦。同时采用相关操作方法，保护好肛裂病灶，并采用相关的康复动作组合，配合以热水坐浴，促进创伤愈合。

【排便方法】

1. 左右拔提：“拔提左肩”（图 3-1-6，P157）与“拔提右肩”（图 3-1-7，P157）两个动作可以交替进行，同时采用“肛裂保护”方法，保护病灶，完成排便活动。

2. 左右抻拔：请参照图 3-1-8（P158）、图 3-1-9（P158），抻拔右下腹与抻拔左下腹反复左右交替操作，同时采用“肛裂保护”方法，保护好病灶。

3. 拔提直肠区：请参照图 3-1-13（P159），要由双肩牵引腰椎尽量上拔，可采用“撑肩加力”配合，以增强排便力度，同时采用“肛裂保护”方法保护病灶。

【肛裂保护】

1. 病灶位于截石位 12 点处者（图 3-1-27 中的 D 点位），“拔提左肩”时，将右手中指与无名指分开，分别着于肛门前面的“肛前调整点”的左右两侧（两手指一左一右），按住局部，并将两指轻轻闭拢，使肛裂病灶闭合。当粪便经过肛管时，将手指轻轻向前方抻拉，使病灶脱离与粪便的接触，避免摩擦。如果用左手操作，就改为“拔提右肩”，方法相同，方向相反。便后可配合以热水坐浴，促进康复。

2. 病灶位于截石位 6 点处者（图 3–1–27 中的 E 点位），以同样方法，在肛门后面的“肛后保护点”部位保护病灶。方法是，采用“拔提左肩”时，将右手食指与中指分开，分别着于“肛后保护点”的左右两侧，并将两指轻轻闭拢，使肛裂病灶闭合。当粪便经过肛管时，将手指向后方抻拉，让病灶脱离与粪便的接触，避免摩擦。如果用左手操作，就改为“拔提右肩”，方法相同，方向相反。便后可配合热水坐浴。

【康复动作】可以选择下面任一组合，或者自己另行组合动作，每天做 2~3 遍。

组合一：摆、转、溜、扭、串组合

①拔摆直肠区，请参照图 3–1–3（P155），做 4 个八拍。

②纳转骶部，请参照图 3–1–5（P155），做 4 个八拍。

③拔溜直肠区，动作请参照图 3–1–2（P154），做 4 个八拍。

④扭髋收肛，是在进行“拔腹收肛”动作的同时，加上“左右扭髋”。拔腹收肛动作要持续并稍有力度，同时左右交替扭髋。扭髋动作要在扭到位之后，持续 2~3 秒钟。左右交替操作，做 8 个反复。

⑤纳串骶部，请参照图 3–1–4（P155），做 4 个八拍。

组合二：旋、扭、拔、荡、摆组合

①拔旋直肠区，请参照图 3–1–1（P155），做 4 个八拍。

②交替扭髋，请参照图 3–1–22（P164），左右交替，做 8 个往返。

③拔腹收肛，请参照图 3–1–17（P162），做 5~6 次。

④荡会阴，请参照图 3–1–20（P163），做 4 个八拍。

⑤拔溜直肠区，请参照图 3–1–2（P154），做 4 个八拍。

以上组合，建议每天做 1~2 遍。每晚坚持用热水坐浴，有利于创口愈合。

（五）其他肛肠疾病的康复要领

各种肛肠疾病的发病原因，多与挤压式排便或持续性缺血有关。凡是与挤压式排便密切相关的各种肛肠疾病，只要采用自然排便法排便，就有望避免肛肠疾病的发生与发展。人们可以同时采用改善病灶供血、促进病灶康复的相关动作组合，例如“抻、扭、拔、荡、摆组合”“拔、转、抻、扭、旋组合”等。

第二节　如何预防肛肠疾病

（一）预防肛肠疾病也要对因

预防肛肠疾病时，首先也要认准发病原因，才能有的放矢地从根源处着手，预防才会有效果。

俗话说“十人九痔”，是说痔的发病率很高，提示人们要加强防范。尤其是妊娠期与产褥期妇女，更加容易罹患各种肛肠疾病。

内脏运动操

1. 居高不下的发病率

肛肠病有一百多种，包括痔、肛裂、肛周脓肿、肛瘘、直肠脱垂、肛乳头肥大、肛乳头瘤、肛窦炎、肛周皮肤病、大肠息肉……其中，以痔、肛裂、脱肛（直肠脱垂）最为常见。

肛肠疾病发病率一直居高不下，而在习惯用力挤压式排便的人群之中，约有近 60% 的人，患有不同类型、不同程度的肛肠疾病。

2. 肛肠疾病为何易患难防治

说肛肠疾病易患，是因为罹患肛肠疾病，即使只是在挤压式排便的一瞬间，也有可能一举而罹患各种肛肠疾病，然后给人们今后的生活，平添难忍的痛苦和无尽的磨难。

说肛肠疾病难治，是因为某些治疗方式不能完全根治疾病，就像是割韭菜，只“斩草”，而不除根。

在第一章第三节中，我们也讨论过“放弃用力挤压式排便是摆脱便秘的保障”，并列举了一系列由挤压式排便所造成的恶果。因此人们不能再继续一边治疗便秘，又一边还是使用用力挤压式排便的方法来加重便秘的恶性循环。采用自然排便法代替挤压式排便，一边排便，一边运动肠道，实施肠道按摩与保健运动的过程，才是促进便秘康复的有效方法。

（二）可以绝缘肛肠疾病的方法

我们不厌其烦地反复强调挤压式排便的危害，是为了唤起人们放弃挤压式排便的决心。人们只有彻底遗弃挤压式排便，不再损伤自己的肠道和肛部，才能把引发和加重肛肠疾病的因素从根源上消除。换言之，人类要想摆脱肛肠疾病的困扰，其实不用药物预防，也不必刻意改变某些习惯，不用大动干戈，只要废除传统的用力挤压式的排便方法，就能有很好的预防效果，就是这么简单。

自然排便法的排便要领，是提升肠道，特别是直肠。通过提升直肠的位置，改变直肠的形态，对于减轻排便阻力、克服“肛门别劲”，都具有重要的意义。以抻拨为主的各种排便动作，可以促使粪便自然排出，降低肛肠疾病的发病率。人们只要采用自然排便法排便，肛肠疾病就有望“自行离开”。

在自然排便法之中，除了寻便、排便、催便方法等相关内容之外，还有“预防便秘”与“摆脱便秘”的方法，“排解各种塞便的方法技巧”以及“康复肛肠疾病”的方法，“预防肛肠疾病”的方法与“肛肠病灶保护技巧”等，既为已经罹患便秘与肛肠疾病者提供康复的机会，也让健康人群远离便秘与各种肛肠疾病，为人们的排便安全保驾护航。

有了自然排便法，让预防肛肠疾病变得简单而轻松。自然排便法可以从各个方面杜绝肛肠疾病的发生与发展，使肛肠疾病毫无可乘之机。换言之，人们要预防肛肠疾病，只需采用自然排便法。